Ruth von Braunschweig

Teebaum-Öle

Heilkraft für Körper und Seele

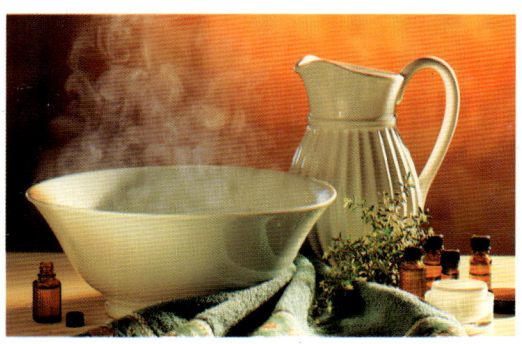

Die Hausapotheke für die ganze Familie

- Die fünf Teebaum-Öle

- Was sie enthalten und wie sie wirken

- Starke Helfer für Gesundheit und Schönheit

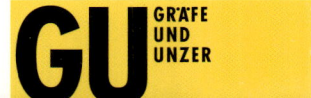

GU GRÄFE UND UNZER

Inhalt

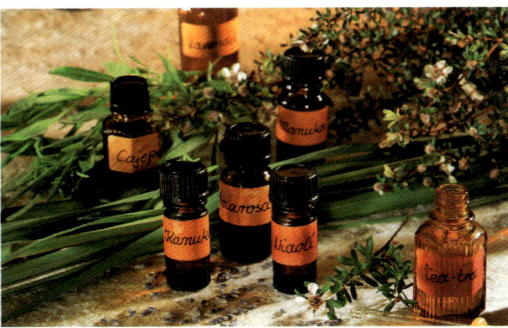

PRAXIS

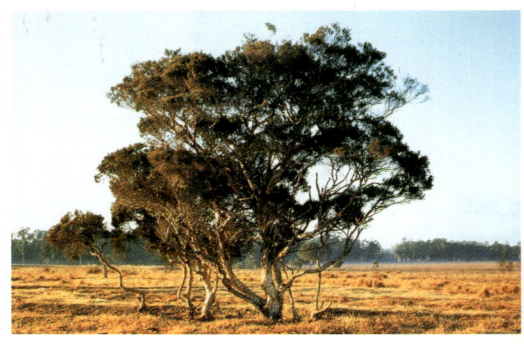

Dank

Für den intensiven Erfahrungsaustausch möchte ich mich vor allem bei meinen Freunden Monika Werner, Dr. Erwin Häringer und Margret Demleitner vom *Forum Essenzia e.V.* bedanken. Nicht zu vergessen Mark Kerr aus Neuseeland, der mir ebenfalls hilfreiche Informationen zukommen ließ.
Ein ganz besonderer Dank gilt meinem Mann, der meine Arbeit unterstützt und mich immer wieder motiviert hat.

Wichtiger Hinweis

In diesem Ratgeber ist die Anwendung von Teebaum-Ölen und weiteren ätherischen Ölen dargestellt – zur Selbstbehandlung von körperlichen und seelischen Alltagsbeschwerden und zur Hautpflege. Jede/r Leser/in ist aufgefordert, in eigener Verantwortung zu entscheiden, ob und inwieweit er/sie ätherische Öle einsetzt. Beachten Sie bitte die Hinweise auf Seite 58/59 und im laufenden Text. Ätherische Öle sind hochwirksame Substanzen, die – falsch angewendet oder zu hoch dosiert – zu Nebenwirkungen führen können. Halten Sie sich deshalb bitte sicherheitshalber an die Anleitungen und die angegebenen Dosierungen. Wenn Sie in Behandlung sind, informieren Sie bitte Ihre/n Arzt/Ärztin oder Heilpraktiker/in über Ihr Vorhaben, ätherische Öle einzusetzen.

Ein Wort zuvor

Das australische Tea-Tree-Öl, vor einigen Jahren noch als Geheimtip gehandelt, ist in kurzer Zeit zum Hit unter den ätherischen
Ölen geworden – als das neue Wunderheilmittel und Universalöl
»Teebaum-Öl«. Natürlich klingt es sehr verlockend, mit einem ein-
zigen Mittel sämtliche Alltagsbeschwerden – vom Schnupfen bis
zum Fußpilz und noch einiges darüber hinaus – heilen zu können.
Wundermittel aber gibt es nicht. Dabei hat das Teebaum-Öl
Melaleuca alternifolia tatsächlich großartige Wirkungen, und diese
sind sehr gut wissenschaftlich untersucht. Aber allein verwendet,
ist es bei weitem nicht so wirksam wie in Mischungen. Denn äthe-
rische Öle, richtig kombiniert, ergänzen und verstärken einander
und entfalten erst gemeinsam ihre vollständige Wirkung.
Die ideale Ergänzung zum Tea-Tree-Öl sind vier Öle, die in ihrer
Heimat ebenfalls als Teebaum-Öle bezeichnet und als Allround-
Mittel verwendet werden: Cajeput, Niaouli, Manuka und Kanuka.
Sie haben ähnliche Eigenschaften wie das Tea-Tree-Öl, jedes besitzt
aber spezielle Stärken, die die Wirkung der anderen in optimaler
Weise abrunden. Mit diesen fünf Ölen haben Sie den denkbar be-
sten Grundstock für Ihre Hausapotheke. Wenn Sie sie mit wenigen
weiteren richtig kombinieren, können Sie körperliche und seelische
Alltagsbeschwerden einfach und erfolgreich selbst behandeln.
Ein zweiter Aspekt spricht gegen die alleinige Verwendung von Tea-
Tree-Öl: Die meisten Menschen mögen den Geruch nicht. Dabei
ist doch ein besonderer Vorzug der ätherischen Öle, daß sie nicht
nur sehr heilkräftig sind, sondern auch angenehm duften. Wer aber
alles und jeden mit Tea-Tree-Öl behandelt, tut der Nase Gewalt an
und wird in seiner Umgebung ziemlich sicher auf Ablehnung sto-
ßen. Cajeput und Manuka dagegen riechen wesentlich angeneh-
mer, und in Mischungen mit Lavendel beispielsweise verliert auch
der Tea-Tree seinen strengen, »medizinischen« Geruch.
Im Folgenden möchte ich Ihnen die Teebaum-Öle und einige wichtige Kombinationsöle ans Herz legen, ihre Wirkweisen anhand der
Inhaltsstoffe beschreiben und ihre Anwendung vorstellen. Dazu
gibt es eine Fülle von Rezepten zu Beschwerden, die Sie selbst behandeln können. Ich wünsche Ihnen viel Erfolg dabei!

Ruth von Braunschweig

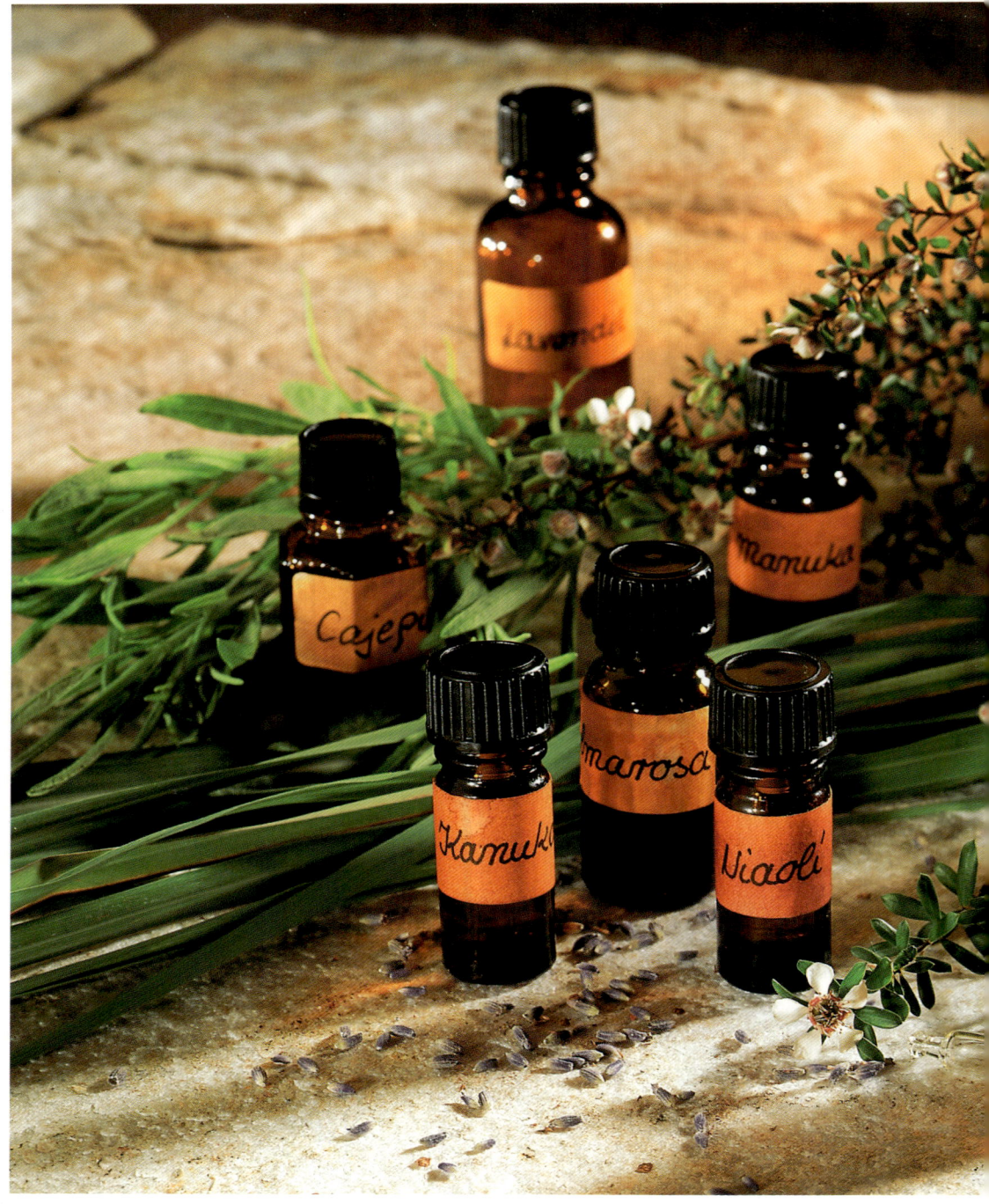

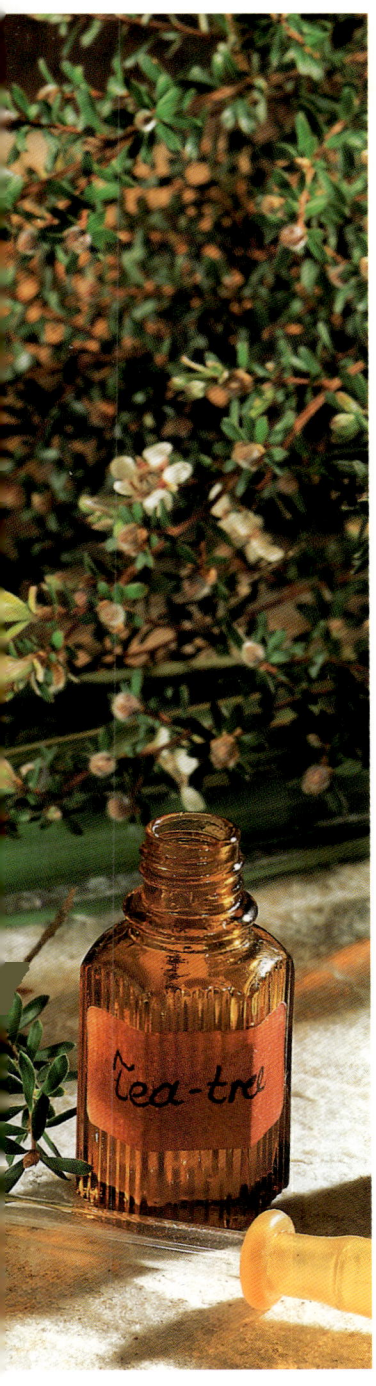

Heilkraft für Körper und Seele

Sie sind keine Allheilmittel, aber in vielen Fällen wirken Teebaum-Öle tatsächlich wahre Wunder. Die fünf interessantesten stelle ich Ihnen in diesem Buch vor. Mit ihnen holen Sie sich starke Helfer ins Haus: gegen viele körperliche und seelische Beschwerden, für Schönheit und Wohlbefinden.
Aber wie wirken ätherische Öle eigentlich? Und warum braucht man mehrere davon, obwohl das australische Tea-Tree-Öl doch als »das Öl der Öle« gilt? …

Teebaum mal fünf

Universal-Öl
Tea-Tree?

Einem Kollegen erzählte ich kürzlich, daß es mehrere Teebaum-Öle gebe, die alle fantastisch wären, jedoch unterschiedliche Wirkungs-schwerpunkte hätten. Er winkte nur ab und meinte: »*Ein* Teebaum-Öl reicht. Die anderen haben sowieso ähnliche Eigenschaften und sind längst nicht so wirkungsvoll.« Eigene Erfahrungen mit den anderen Ölen hatte er jedoch nicht gemacht. Für ihn war das Tee-baum-Öl »Tea-Tree« sogar das einzige medizinisch wirkungsvolle ätherische Öl, das »alle anderen Öle mehr oder weniger überflüssig macht«. Mit dieser Meinung steht er nicht allein da.

Schon der stark gewöhnungsbedürftige Geruch gibt vielen Men-schen das Gefühl, es müsse sich bei Tea-Tree-Öl um ein besonders wirksames Mittel handeln. Denn die Vorstellung ist weit verbreitet, daß eine Medizin um so heilkräftiger ist, je unangenehmer sie schmeckt und riecht. Dem frischen, blumigen Lavendelduft bei-spielsweise mag man heilende Wirkungen nicht so recht zutrauen. Auch ich war vor Jahren fasziniert und begeistert vom Tea-Tree-Öl. Mich irritierte nur, daß ich einige beschriebene Wirkungen nicht nachvollziehen konnte. Ich hatte zum Beispiel einen Klienten mit hartnäckigem Fußpilz, bei dem eine Lavendel/Tea-Tree-Mischung sehr viel hilfreicher war als das reine Tea-Tree-Öl, zumal die Haut auch weniger austrocknete (Seite 30). Solche Erfahrungen machten mich nachdenklich, und im Laufe meiner Arbeit entdeckte ich, daß es weitere Teebaum-Öle gibt, die sich in ihrer Wirkung gegenseitig hervorragend unterstützen und ergänzen.

Andere
Erfahrungen

Warum mehrere Teebaum-Öle?

Mit der Teepflanze, aus der schwarzer und grüner Tee gemacht wird, haben die »Teebäume« nichts zu tun. Sie wurden so von dem englischen Weltumsegler James Cook und seiner Crew genannt, die um 1770 unter anderem Australien und Neuseeland erforschten. Das zur Zeit bekannteste Teebaum-Öl »Tea-Tree« stammt aus

Australien. Andere Bäume in anderen Ländern werden jedoch ebenfalls zu den Teebäumen gerechnet. Von Cajeput und Niaouli, deren ätherische Öle in meiner Praxis eine wichtige Rolle spielen, wußte ich das schon länger. Aber man lernt nie aus ...

Verwirrung um das »wahre« Teebaum-Öl

Anfang 1995 unternahm ich eine Studienreise durch Neuseeland, zu der auch ein mehrtägiger Treck durch den Urewera-National-park auf der Nordinsel gehörte. Wir wurden von gastfreundlichen Maoris begleitet und erfuhren viel über ihre Sitten und Gebräuche, aber auch über Heilpflanzen und -bäume. Ich war sehr erstaunt, als mir ein filigraner, üppig blühender Baum als der »echte Teebaum Captain Cooks« vorgestellt wurde. Und noch einen weiteren, ähnlichen Baum bezeichneten die Maoris als Teebaum.

Neusee-ländische Teebäume

Im Busch diskutierten wir ausführlich über »echte« Teebäume, und die Maoris ebenso wie die weißen Neuseeländer beteuerten, daß ihre Teebäume Manuka und Kanuka viel wirkungsvoller seien als die australischen.

Namenspate Captain Cook

Als Captain Cook um die Welt segelte, waren das unvorstellbar harte Reisen. Neben den Entbehrungen auf dem Schiff machte der Mannschaft sicher auch das ungewohnte Klima zu schaffen. Sie befanden sich vermutlich in schlimmer körperlicher und seelischer Verfassung: schlecht heilende Wunden, blutendes Zahnfleisch, Aggressionen ebenso wie Lethargie waren an der Tagesordnung. Deshalb versuchten sie, an Land Pflanzen zu finden, mit denen sie sich behandeln konnten.

Jede Expedition von Captain Cook wurde von Biologen begleitet, die mit Hilfe heilkundiger Eingeborener Bäume fanden, aus deren Blättern man Teeaufgüsse herstellte, die belebend und stimmungs-hebend wirkten und zugleich ihre Beschwerden linderten. Der Einfachheit halber wurden diese Bäume als Tea Trees (Teebäume) bezeichnet. Es war damit also nicht eine bestimmte Pfanzenart gemeint, sondern allgemein die Bäume, deren Blätter und Zweige für Tees geeignet waren. So ist es nicht verwunderlich, daß verschiedene Bäume in unterschiedlichen Ländern diesen Namen tragen.

»Tea Tree« bezeichnet keine bestimmte Pflanzenart

Ähnlich und doch anders

Die ätherischen Öle, die aus den Teebäumen gewonnen werden, wirken alle belebend, psychisch stabilisierend und gesundheits-fördernd. Gemeinsam ist ihnen die stark keimtötende Wirkung, sie sind alle sehr hautfreundlich und selbst in höherer Dosierung ohne Nebenwirkungen. Andererseits sind sie, wie alle ätherischen Öle, Spezialisten mit besonderen Wirkungsschwerpunkten. So wirkt Niaouli besonders antiviral, Manuka außerordentlich haut-pflegend und effektiv bei Pilzinfektionen, Kanuka antirheumatisch, Tea-Tree gut bei Harnwegserkrankungen und Cajeput besonders schmerzstillend sowie heilsam bei Atemwegserkrankungen.

Spezialisten mit Schwer-punkten

Die Erfahrung hat mir gezeigt, daß sich Teebaum-Öle bestens er-gänzen und ihre Wirkung gegenseitig verstärken – der verblüffende Erfolg liegt in den Mischungen! So wirken Tea-Tree und Manuka zusammen wie ein »biologisches Breitbandantibiotikum«, während Manuka und Kanuka psychisch sehr stabilisieren.

Bei Tea-Tree wurde bisher leider die psychische Seite nur wenig be-achtet. Es wäre schade, wenn auch bei den anderen Teebaum-Ölen nur die medizinische Wirkung im Vordergrund stünde. Je mehr ich mich mit diesen Ölen beschäftigt habe, desto deutlicher wurde für mich, daß es gerade die psychischen Wirkungen sind, die sie auszeichnen und die Heilungsprozesse wesentlich fördern. Und nur die Berücksichtigung der seelischen Situation eines Menschen ver-spricht eine erfolgreiche ganzheitliche Behandlung mit ätherischen Ölen. Deshalb gehe ich in den Beschreibungen der Öle (ab Seite 25) ausführlich auf die psychischen Wirkungen ein und stelle die typi-schen Seelenzustände vor, in denen die Öle helfen können.

Bisher ver-kannt: die psychische Wirkung

Die Marktsituation

Da die große Wirkkraft von Manuka und Kanuka bisher nicht sehr bekannt ist, sind diese Öle noch selten auf dem Markt. Manukaöl wird immerhin inzwischen von mehreren Produzenten angeboten (Seite 93). Ich habe für alle, die Manuka oder Kanuka nicht erhal-ten, nach ätherischen Ölen mit einer ähnlichen Wirkung gesucht. In vielen Fällen kann man tatsächlich Myrrhen- statt Manukaöl verwenden und Kiefern- statt Kanukaöl. Sie bleiben aber ein Ersatz, der nicht die volle Bandbreite der beiden Teebaum-Öle abdeckt.

Ersatz für Manuka und Kanuka

Was sind ätherische Öle?

Jede Pflanze verströmt einen für sie charakteristischen Duft. Der Rosenduft verzaubert unsere Sinne. Ein Spaziergang in einem Tannenwald läßt uns tief durchatmen, das würzige Aroma macht gute Laune. Der Geruch von Kamille dagegen erinnert wohl manch einen an Magenbeschwerden. Was da so unterschiedlich duftet, sind die ätherischen Öle der Pflanzen.

Vielseitige Düfte

Leicht flüchtige Substanzen Ätherische Öle sind organische Stoffwechselprodukte, die in den Öldrüsen gebildet werden und sich an der Luft verflüchtigen. Sie sind nicht in Wasser löslich, wohl aber in Alkohol und fetten Ölen, in Cremes und Emulsionen. Mit fetten Ölen wie Oliven- oder Sonnenblumenöl sollten ätherische Öle nicht verwechselt werden. Ätherische Öle dienen der Pflanze zum Leben und Überleben. Vor allem, um sich gegen Bakterien, Viren, Pilzbefall oder Parasiten zu schützen, bilden Pflanzen diese hochwirksamen Stoffe. **Selbstschutz der Pflanzen** Mikrobiologische Untersuchungen zeigen, daß ätherische Öle beim Menschen die gleiche Wirkung entfalten. Deshalb stellen ätherische Öle eine echte Alternative beziehungsweise eine unterstützende Behandlung zu Antibiotika dar. Denn die ätherischen Öle hemmen oder vernichten nur die krankmachenden Keime und greifen nicht – wie chemisch hergestellte Antibiotika – die körpereigene Haut- und Schleimhautflora an, die ein wichtiger Teil des Abwehrsystems unseres Körpers ist (Seite 15).

Signal- und Lockstoffe Die duftenden Öle dienen den Pflanzen außerdem als Sexuallockstoffe und können Insekten aus großer Entfernung zur Befruchtung heranlocken.

Diese pflanzlichen Düfte lassen auch den Menschen nicht kalt. Sie fördern sanft die Sinnlichkeit und die nonverbale Kommunikation. So wird seit alters Jasmin- oder Sandelholzduft zur Unterstützung der Ausstrahlung und Anziehungskraft verwendet.

Die Wirkung beim Menschen

Mit Aroma-therapie ganzheitlich heilen

Daß pflanzliche Wirkstoffe nicht nur der Pflanze selbst, sondern auch Mensch und Tier nutzen, ist eine Grundlage der Naturheilkunde. Die Behandlung von Beschwerden mit ätherischen Ölen, die Aromatherapie, gehört dazu. Besonders beeindruckend an den ätherischen Ölen ist, daß sie immer ganzheitlich wirken, also auf Körper, Geist und Seele gleichermaßen.

Über Körper und Gehirn

Die kleinen fettlöslichen Moleküle der ätherischen Öle gelangen über Haut und Schleimhäute in Lymphsystem und Blutkreislauf und können so im gesamten Körper ihre Wirkung entfalten: Beim Riechen werden die Wirkstoffe über die Schleimhäute der Atemwegsorgane aufgenommen, durch innerliche Einnahme über die Schleimhäute des Magen-Darm-Trakts, bei äußerlicher Anwendung erfolgt die Aufnahme über die gesamte Haut.

Durch äußerliche und innerliche Anwendung

Im Körper wirken sie direkt gegen Bakterien (antibakteriell), gegen Viren (antiviral) und gegen Pilzerkrankungen (antimykotisch). Über Nerven und Blutkreislauf setzen die Moleküle aber auch Reize im Gehirn und wirken dort im Limbischen System, auf das die Duftstoffe über den Geruchssinn ebenfalls direkten Einfluß nehmen. Von diesem Teil des Gehirns aus werden zum Beispiel Gefühle, emotionales Verhalten, Sexualität und Gedächtnis gesteuert, außerdem die Arbeit des Hypothalamus, der Hypophyse und des Vegetativen Nervensystems. Der Hypothalamus ist die übergeordnete »Steuerzentrale« im Gehirn, die Hypophyse reguliert die Drüsenproduktion, das Vegetative Nervensystem ist für Körperfunktionen wie Atmung, Schlaf, Kreislauf und Ausscheidung verantwortlich. All diese Abläufe können ätherische Öle beeinflussen.

Wirkung auf Körper, Geist und Seele

■ Nicht nur die körperliche Aufnahme von Wirkstoffen, sondern allein ein Duft kann über das Gehirn auf vielfältige Körperfunktionen und geistig-seelische Prozesse Einfluß nehmen.

Wie sich das auswirkt, soll folgendes Beispiel veranschaulichen: Stellen Sie sich vor, Sie laufen hungrig durch die Straßen und haben plötzlich den Duft von frischem Brot in der Nase. Der Geruchs-

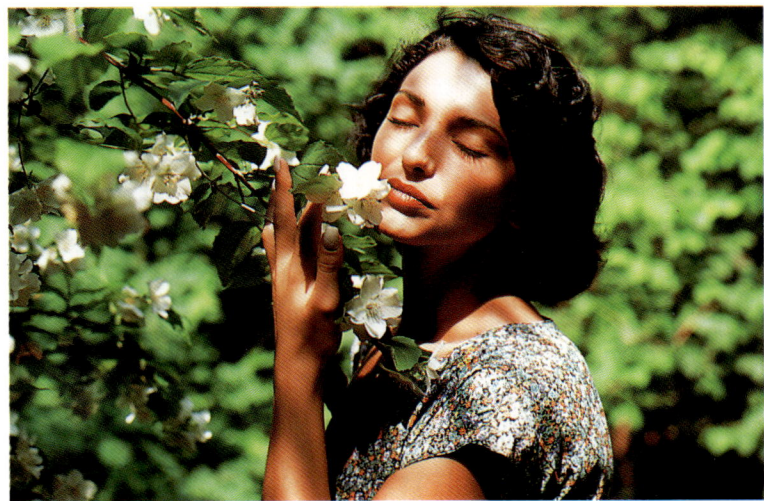

In guten Düften zu schwelgen, ist etwas Wunderbares. Denn sie wirken direkt auf das seelische Wohlbefinden.

sinn leitet diese Information in Sekundenbruchteilen ans Gehirn weiter. Umgehend gibt der Hypothalamus seine Befehle an die Hypophyse. Und schon arbeiten die Speicheldrüsen vermehrt, uns läuft das Wasser im Mund zusammen und der Magen beginnt zu knurren. Wir haben plötzlich ein unwiderstehliches Verlangen nach diesem Brot und entscheiden uns vermutlich, es zu kaufen ...

Einfluß auf Steuersysteme und Botenstoffe

All diese Vorgänge können so perfekt gleichzeitig ablaufen, weil die verschiedenen Steuersysteme des Körpers über sogenannte Botenstoffe in engster Verbindung stehen. Diese bilden ein engmaschiges **Das Informa-** Netz, das Informationen zu jedem Körperorgan, zu jeder Körper-**tionsnetz** zelle und zum Immunsystem vermittelt. Über die Botenstoffe steht **des Körpers** auch die Seelenlage in Verbindung mit dem Immunsystem und dem körperlichen Wohlergehen – das erklärt, warum körperliche und seelische Beschwerden so viel miteinander zu tun haben. Dieses Informationsnetz funktioniert ungefähr so wie die Post: Eingehende Botschaften werden in der Zentrale vorsortiert und dann zu ihrem Zielort transportiert. Wenn in diesem System etwas durcheinandergerät, gelangen wichtige Informationen nicht mehr zum vorgesehenen Empfänger und dieser kann nicht richtig reagieren.

Die Wirkung der Botenstoffe oder Hormone

Die Botenstoffe werden auch als Hormone oder Transmitter bezeichnet. Man unterscheidet zwischen beruhigenden (hemmenden) und anregenden Botenstoffen. Die beruhigenden wie Serotonin bringen Entspannung, sind schlaffördernd, stimmen heiter und gelassen, sorgen für eine positive Grundstimmung. Die anregenden Botenstoffe wie Noradrenalin und Dopamin geben Energie, erhöhen Konzentration, Denkfähigkeit, Lebenslust und Kreativität. Die Botenstoffe ergänzen sich und arbeiten nicht gegeneinander. Ein natürliches Gleichgewicht bedeutet Gesundheit und ein ausgeglichenes Gefühlsleben. Dieses ausgeklügelte System ist jedoch sehr streßanfällig und gerät schnell durcheinander. So verursacht zum Beispiel Prüfungsangst bei dem einen Durchfall, bei dem anderen Magenschmerzen oder auch Herzklopfen.

■ Hier greifen die ätherischen Öle regulierend mit ihrem hormonähnlichen Charakter ein, regen die Produktion bestimmter Botenstoffe an oder hemmen eine Überproduktion und beeinflussen die Zusammenarbeit der verschiedenen Botenstoffe positiv.

Hormonähnlicher Charakter der Öle

Über die Haut auch die Seele behandeln

Wenn ätherische Öle in die Haut eindringen, wirken sie als erstes in diesem wichtigen, äußerst dynamischen Organ des Körpers, das eine ungeheure Fülle von Aufgaben übernimmt. Denn die Haut ist viel mehr als nur unsere äußere Umhüllung.
In ihr liegen die Talg- und Schweißdrüsen, aber auch Teile des Blut-, Lymph- und Nervensystems. Als Grenzfläche zwischen innen und außen ist sie Vermittlerin zwischen Umwelt und unserem »Innenleben«. Mit ihren zahlreichen Nervenenden und Sinneskörperchen stellt die Haut ein hochempfindliches Sinnesorgan dar, das Signale und Reize von außen aufnimmt und zum Gehirn weiterleitet. Die Haut und das Gehirn, und damit auch die Psyche, stehen über das Nervensystem und die Botenstoffe in ständigem Kontakt miteinander. Diese enge Verbindung ist in der embryonalen Entwicklung begründet, denn Nervensystem und Haut entstehen aus dem gleichen Keimblatt. Überspitzt ausgedrückt, ist die Haut ein »nach außen gewendeter Teil des Gehirns«. Nicht umsonst bezeichnet man die Haut als das Spiegelbild der Seele, denn Gefühle und seelischer Zustand lassen sich häufig auf ihr ablesen: Angstschweiß tritt

»Nach außen gewendeter Teil des Gehirns«

**Die Haut –
Spiegelbild
der Seele**

aufs Gesicht, man wird rot vor Wut oder vor Scham und aschfahl vor Schreck, Sorgenfalten prägen sich ein, Streßakne »blüht«, die Haut juckt »nervös«.

Diese Verbindung funktioniert aber ebenso umgekehrt: Mit einer guten Hautpflege läßt sich auch die Psyche pflegen und auftanken. Hier bieten sich besonders die ätherischen Öle an, da sie die Produktion von »Glückshormonen« ankurbeln können und so für heitere Gelassenheit, mehr Power und Lebensfreude sorgen. Der mißmutige Gesichtsausdruck verschwindet, die Mundwinkel gehen hoch, ich fühle mich schön und wohl in meiner Haut.

**Hautpflege
ist auch
Seelen-
pflege**

Außerdem regen viele ätherische Öle den Reparaturmechanismus der Hautzellen an, so daß die Haut lange gesund, schön und funktionstüchtig bleibt.

■ Ätherische Öle, gemischt mit Pflanzenölen oder -emulsionen, sind eine ganzheitliche Pflege für Haut und Seele, eine Kosmetik, die buchstäblich »unter die Haut geht«.

Stärkung des Immunsystems, Heilung der Haut

Haut und Psyche hängen eng mit dem Immunsystem zusammen: Die körpereigene Abwehr von Krankheitserregern funktioniert so gut, wie ich mich fühle. Ein herzhaftes Lachen, ein heißer Kuß oder eine sanfte Massage mit ätherischen Ölen stärken das Wohlbefinden und damit auch das Immunsystem.

Die Haut selbst ist ein wichtiges Organ des Immunsystems. Sie enthält Zellen, die auf die Bildung von Abwehrstoffen spezialisiert sind und diese bei Infektionen oder Hautschädigungen mobilisieren. Viele Hauterkrankungen sind Ausdruck eines psychischen Ungleichgewichts im Zusammenspiel mit geschwächter Abwehrkraft.

**Teebaum-
Öle als
Immun-
stimulanzien**

Ätherische Öle setzen an der Ursache ein und nicht allein bei den Symptomen, da sie auf Körper, Psyche und Abwehrsystem gleichermaßen stärkend wirken. Stoffe mit diesen Eigenschaften nennt man Immunstimulanzien oder Immunmodulatoren, da sie die körpereigenen Abwehrmechanismen anregen und ausgleichen.

■ Auf der ganzheitlichen Wirkung der ätherischen Öle beruht das Konzept einer wirksamen Therapie von Hauterkrankungen, aber auch einer ganzheitlichen Schönheits- und Gesundheitspflege.

Was ist es, was da wirkt?

Die Aromatherapie ist eine Erfahrungsheilkunde. Ihre Wirkung ist vielfach erprobt und zahlreiche Eigenschaften der ätherischen Öle wurden inzwischen auch wissenschaftlich nachgewiesen. Ätherische Öle wirken nicht auf geheimnisvolle, wunderbare Weise, sondern auf Grund ihrer biochemischen Zusammensetzung. Diese ist unterschiedlich und prägt ihre spezifischen Eigenschaften und Indikationen.

Kein Wunder, sondern Biochemie

Vielfältige Inhaltsstoffe

Jedes ätherische Öl setzt sich aus einer Vielfalt organischer Verbindungen zusammen, den Inhaltsstoffen, die für Duft und Wirkung verantwortlich sind. Es ist nie ein einzelner Stoff, der den Charakter und die Eigenschaften eines ätherischen Öls bestimmt, sondern immer die Gesamtheit der Inhaltsstoffe.

Jeder Inhaltsstoff hat zwar seine spezifischen Wirkungen, die auch oft einzeln chemisch nachgewiesen sind. Aber nur die individuelle Kombination in jedem ätherischen Öl macht seine ganz speziellen Eigenschaften aus. Und nur dadurch sind die weitgefächerten Indikationen der Teebaum-Öle logisch zu erklären.

Inhaltsstoffe sind keine »Einzelkämpfer«

Je nach Standort und Klima schwanken die Anteile der Inhaltsstoffe etwas. Tea-Tree-Öl wird oft manipuliert, um eine »einheitliche Qualität« zu bekommen (Seite 28). Jede Verfälschung, ob durch Anreichern oder Herausfiltern eines Inhaltsstoffes oder durch Mischen mit anderen Ölen, mindert jedoch die natürliche Ausgewogenheit und damit die Heilkraft eines Öls – wie beim Wein, der durch künstliche Erhöhung des Zuckergehalts süßer, aber weniger bekömmlich wird. Qualitätsöle sind rein, unverfälscht und kostbar – und haben ihren Preis (Seite 58).

Manipulation mindert die Qualität

Es gibt Hunderte von Wirkstoffen in den verschiedenen Ölen. Um Ihnen einen kleinen Einblick in die spannende Welt der Wirkweisen zu ermöglichen, werde ich im Folgenden kurz die Hauptgruppen der Inhaltsstoffe vorstellen. Die Einzelstoffe lassen sich nämlich in Gruppen zusammenfassen, da viele einen ähnlichen biochemischen Aufbau und ähnliche Wirkungen aufweisen. Benannt werden die Inhaltsstoffe und Gruppen nach ihrer chemischen Zusammensetzung.

Die Inhaltsstoffgruppen

**Mono-
terpenole
schützen
den »Dünn-
häuter«**

● Monoterpenole wirken tonisierend auf Nervensystem, Muskeln und Gewebe: Sie können bei körperlicher oder seelischer Verkrampfung oder Erregung wieder einen ausgeglichenen Spannungszustand herbeiführen (Seite 53). Sie wirken positiv auf die Stimmung, bringen eine gewisse Ordnung in die Gehirnchemie, der seelische »Dünnhäuter« wird robuster. Das wiedergewonnene Gleichgewicht macht sich auch auf der Haut bemerkbar. Die Inhaltsstoffe wirken zudem hautregenerierend, da sie den Reparaturmechanismus der Zellen unterstützen; gleichzeitig wird das Immunsystem gestärkt. So kann die Haut den Körper vor Infektionen schützen.

● Monoterpene setzen Hautreize – ein erwünschter Effekt, denn dadurch wird indirekt die Produktion körpereigener, entzündungshemmender und schmerzstillender Stoffe angeregt. Ihre kortisonähnliche Eigenschaft regt außerdem die Bildung des Nebennierenrindenhormons Kortisol an, das neben Entzündungen und Schmerzen auch allergische Reaktionen (Seite 68) lindert. Sie mobilisieren die körperliche Selbstheilungskraft ebenso wie die seelische Durchsetzungskraft. Sie regen die Produktion der fröhlich stimmenden Powerhormone (Seite 14) an, sorgen so für eine optimistische Grundstimmung und bringen die Seele »auf Vordermann«.

**Monoter-
pene mobi-
lisieren
Durchset-
zungskräfte**

**Oxide
(Cineol):
Power fürs
Gehirn**

● In ätherischen Ölen kommt fast ausschließlich das Oxid 1,8 Cineol vor. Entgegen der verbreiteten Annahme ist es hautfreundlich und keineswegs schleimhautreizend. Es wirkt antibakteriell, antiviral, schmerzlindernd und schleimlösend – reinigend und klärend auf Körper und auch Psyche. So, wie es körperlich den Auswurf von Schleim fördert, befreit es auch von trüben, zähen Gedanken. Als echtes geistiges Stimulans fördert es logisches Denken, Konzentrations- und Merkfähigkeit, da der Gehirnstoffwechsel und der Kreislauf sowie die Ausschüttung von anregenden Botenstoffen (Seite 14) stimuliert werden.

● Sesquiterpene wirken regulierend auf solche Botenstoffe wie die Histamine, die für Schmerz-, Juckreiz-, Entzündungs- und allergische Reaktionen verantwortlich sind. Sie kühlen und beruhigen die irritierte Haut, wirken stark wundheilend und regenerierend auf

**Sesqui-
terpene
stärken die
Psyche**

Haut und Schleimhaut. Außerdem schützen sie das Nervensystem vor übermäßigen Reizen. Sie geben Kraft bei psychischer Erschöpfung und Gefühlsschwankungen und wirken noch stärker ausgleichend als die Monoterpenole. Durch ihren pheromonähnlichen Charakter unterstützen sie die Produktion von Pheromonen, unseren körpereigenen Signal-, Erkennungs- und Sexuallockstoffen, die die individuelle Ausstrahlung und Anziehungskraft prägen.

Sesqui-terpenole für Seelen-ruhe und Abwehrstärke

● Sesquiterpenole sind wahre Seelentröster, da sie ausgleichend auf anregende und beruhigende Botenstoffe wirken (Seite 14) sowie positiv auf die Hypophyse, die die Drüsen und somit unser gesamtes Hormonsystem reguliert. Ein ausgeglichener Hormonhaushalt sorgt für Wohlbefinden und für ein gestärktes Immunsystem. Daß Sesquiterpenole stark immunstimulierend wirken, ist auch wichtig für eine optimale Wundheilung und Hautregeneration. Sie sind hilfreich bei allen, auch hormonell bedingten Hautproblemen. Der Einzelstoff Viridiflorol stärkt Lymphgefäße, Muskeln und Bindegewebe, lindert dadurch Venenprobleme und Hämorrhoiden.

Triketone erneuern Haut und Gedanken

● Triketone sind bisher nur in Manukaöl gefunden worden. Im Gegensatz zu den Monoketonen wie Thujon oder Kampfer sind sie unproblematisch und haben auch in höherer Dosierung keine Nebenwirkungen. Bei Infekten und hartnäckigen Pilzerkrankungen sind sie hochwirksam. Sie regenerieren Haut- und Schleimhaut und fördern eine gute Narbenbildung. Triketone haben eine leicht anregende Wirkung auf das zentrale Nervensystem, verbessern allgemein die Hirnaktivität und steigern die Konzentrationsfähigkeit.

Ester – aus vollem Herzen lächeln

● Esterhaltige ätherische Öle sind ein Muß in der Aromatherapie, denn sie sind ungemein entspannend, lösen Ängste und sorgen für gelassenes Wohlbefinden. Da Teebaum-Öle keine Ester enthalten, sollten sie mit esterhaltigen Ölen gemischt werden: zum Beispiel mit Lavendel, Bergamotte, Palmarosa. Ester wirken beruhigend und entspannend auf das Nervensystem und auf die gesamte Muskulatur, sei es Nacken, Atemwege, Magen-Darm-Trakt oder Herz und Kreislauf. Sie wirken regulierend auf die Serotoninausschüttung, die bei Streß schnell absinkt, was zu seelischen und körperlichen Beschwerden führt. Ein ausgeglichener Serotoninhaushalt sorgt für eine heitere, freundliche Grundhaltung.

Die Inhaltsstoffe auf einen Blick

Inhaltsstoff-gruppen	wichtige Einzelstoffe	besondere Eigenschaften	Hauptinhalts-stoff in
Monoterpenole (sehr hautfreundlich)	Geraniol, Linalool, α-Terpineol, Terpinen-4-ol	antiviral, antimykotisch, antibakteriell, hautregenerierend, immunstimulierend, tonisierend, nervenstärkend, stimmungshebend	Tea-Tree bis 45 % Cajeput 12 % Niaouli 7-12 % Palmarosa 80-85 % Lavendel 25-35 %
Monoterpene (hautreizend)	p-Cymen, α-Pinen, α-γ-Terpinen	schleimdrüsenregulierend, antirheumatisch, schmerzstillend, kortisonähnlich, entzündungshemmend, antiallergisch, erwärmend, immunsystemstärkend, psychisch stimulierend und stärkend, angstlösend	Tea-Tree 40-45 % Cajeput 25 % Niaouli 15-20 % Kanuka 65 % Kiefer 75-85 % Lavendel 7-13 %
Oxide (hautfreundlich, setzt leichte Hautreize)	1,8 Cineol	antiviral, antibakteriell, schleimlösend, auswurffördernd, antirheumatisch, schmerzlindernd, geistig anregend, logisches Denken fördernd	Cajeput 50-60 % Niaouli 40-60 % Tea-Tree 3-15 %
Sesquiterpene (sehr hautfreundlich)	Cadinen	antihistaminisch, entzündungshemmend, antiallergisch, schmerzlindernd, juckreizstillend, hautberuhigend und -regenerierend, wundheilend, nervenschützend, psychisch stabilisierend, Pheromoncharakter	Manuka 60-68 % Myrrhe 85-90 % Kanuka 7-11 %
Sesquiterpenole (sehr hautfreundlich)	Viridiflorol	venentonisierend, lymphflußanregend, muskel- und bindegewebsstärkend, drüsenstimulierend, hautregenerierend, wundheilend, stark immunstimulierend, hormonell ausgleichend, stimmungshebend	Niaouli 10-15 % Kanuka 7-12 %
Triketone (hautfreundlich, anders als Monoketone)	Leptospermone	antibakteriell!, antimykotisch!, schleimhaut- und hautregenerierend, schleimverflüssigend, geistig und psychisch stimulierend	ausschließlich in Manuka 20-25 %
Ester (sehr hautfreundlich)	Linalylacetat, Geranylacetat	antimykotisch, entspannend, entkrampfend, nervlich ausgleichend, angstlösend, antidepressiv	Lavendel 40-50 % Palmarosa 12 %

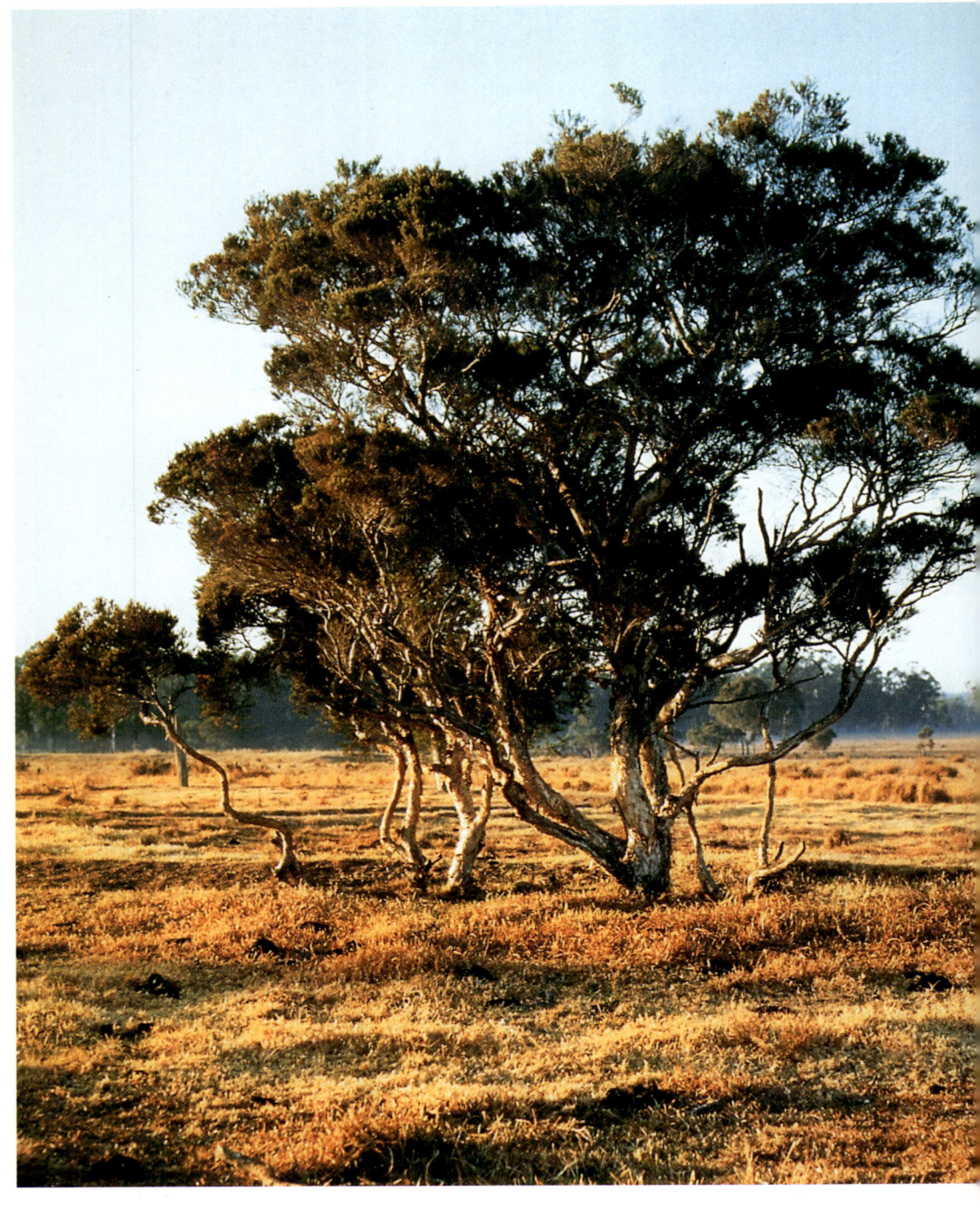

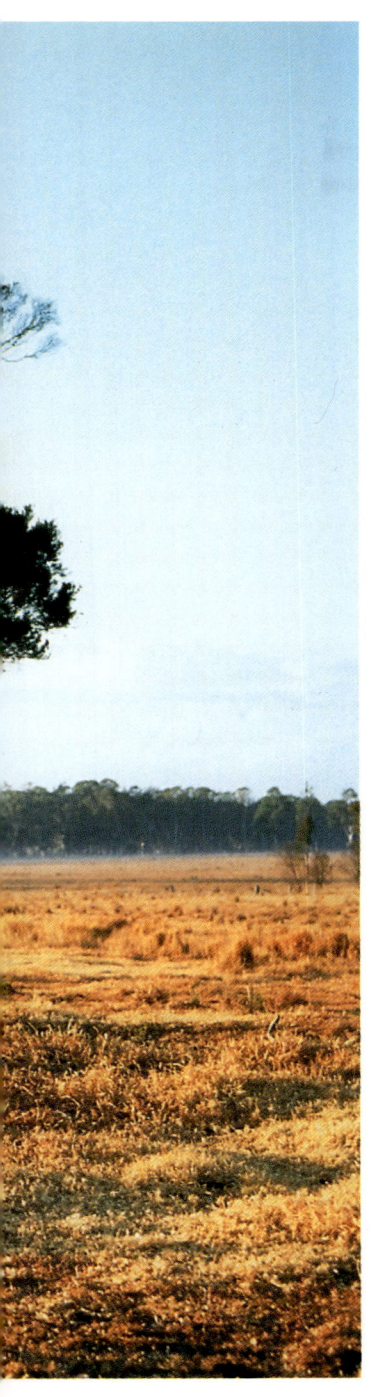

Teebaum-Öle & Co.

Teebäume sind faszinierende Pflanzen. Ungeheuer widerstandsfähig, wachsen sie auch auf sehr kargen Böden, verdrängen andere Pflanzen regelrecht, und Abgeholztes treibt oft sofort wieder neu aus.

Zudem haben sie im Kampf gegen die vielen Krankheitserreger, die in ihrer tropisch-schwülen Heimat bestens gedeihen, äußerst wirksame Abwehrkräfte entwickelt. Diese enorme Durchsetzungs- und Widerstandskraft steckt hochkonzentriert in ihren ätherischen Ölen.

Vom »Wesen« der Teebäume

Das Wesen der Pflanze prägt ihre Wirkung

Um die Wirkung der ätherischen Öle besser begreifen und auch intuitiv erfassen zu können, ist es hilfreich, sich mit der ganzen Pflanze und ihrem Lebensraum zu beschäftigen. Denn das »Wesen« der Pflanze, ihre individuelle Ausstrahlung und die spezifische Art, sich ihrer Umwelt anzupassen, sich gegen Widrigkeiten durchzusetzen – all das prägt die Wirkung ihres Öls.

Für unsere Vorfahren waren Bäume oft mystische Wesen, von denen eine große Kraft ausging. Daß sie auch sehr heilkräftig sein können, hat man schon früh zu nutzen gewußt.

Bei meiner Reise durch Neuseeland und den Gesprächen mit den Maoris beeindruckte mich deren großes Wissen über Heilpflanzen und Heilbäume, die sie als Begleiter ihres Lebensweges betrachten. Dabei spielen die Myrtengewächse eine besondere Rolle.

Myrtaceen – die Familie der Teebäume

Die Myrtengewächse oder *Myrtaceen* sind ursprünglich in der tropischen und subtropischen Region Südostasiens und Australiens beheimatet. Zu dieser umfangreichen Pflanzenfamilie gehören annähernd 3000 Arten, zum Beispiel Muskatnuß, Gewürznelkenbaum, die vielen Eukalyptusarten (ungefähr 700) und die verschiedenen Teebäume. Unter ihnen findet sich keine Giftpflanze!

Unzählige Arten, aber keine Giftpflanze!

Viele »Familienmitglieder« zeichnen sich durch eine ungeheure Robustheit und Zähigkeit aus. Auf nährstoffarmen Böden und unter klimatisch schwierigsten Bedingungen wachsen sie besonders gut. Insbesondere die Teebäume sind so vital, daß sie andere Pflanzen regelrecht verdrängen und kaum auszurotten sind, weder durch Abbrennen noch durch Fällen. Solange das Wurzelwerk noch intakt ist, schlagen sie sofort wieder aus. Die Eingeborenen der indonesischen Insel Buru unternahmen gar nicht erst den Versuch, den Cajeputbaum auszurotten, wenn seine Samen in ihrem Dorf aufgingen, sondern verlegten einfach ihre Gärten und Äcker …

Außerordentlich robuste Pflanzen

Traditionelle Heilpflanzen

Sehr wirksam gegen Mikroben

Die Myrtaceen haben im tropischen und subtropischen Klima im Laufe von Jahrmillionen Abwehrmaßnahmen entwickelt, um sich gegen Pilze, Bakterien, Viren und Parasiten zu wehren, die in feuchter Wärme optimal gedeihen. Gegen all diese unterschiedlichen Mikroben sind die ätherischen Öle der Myrtaceen deshalb besonders wirkungsvoll. Weil Blätter und Zweige viel von dem ätherischen Öl enthalten, waren Myrtaceen seit eh und je als Heil- und Gewürzpflanzen von großer Bedeutung.

Es gibt eine einzige europäische Art, die Myrte oder Brautmyrte (nicht zu verwechseln mit der Myrrhe, Seite 44), die nur im Mittelmeerraum wächst. Sie ist in der Bibel das Symbol für Friede, Edelmut und Freude. Neben Früchten und Weizen soll sie zu den wenigen Dingen gehört haben, die Adam und Eva aus dem Paradies mitnehmen durften. Man weiß, daß die Griechen und Römer sie zur Hautpflege und bei Atemwegserkrankungen anwendeten.

Weltweit seit alters genutzt

Die Ureinwohner Australiens und Südostasiens leben seit Jahrtausenden im Einklang mit der Natur, passen sich ihr an und nutzen ihre Pflanzen. Über deren starken Duft haben sie zu Blüten, Blättern, Rinden oder Samen gefunden, aus denen sie die unterschiedlichsten Heilmittel herstellen.

Sie mußten sich schon immer gegen viele Krankheiten schützen, denn bereits Insektenstiche und kleine Verletzungen können in dem feuchtheißen Klima schnell zu schwärenden, schlecht heilenden Wunden und Abszessen führen, insbesondere bei geschwächten Abwehrkräften. Unter der ständigen Bedrohung durch unzählige Krankheitserreger und Parasiten suchten und fanden sie hochwirksame Substanzen gegen viele Arten von Infektionen.

Besonders heilkräftige Arten

Aus den Gattungen Melaleuca und Leptospermum

Unter den Myrtaceen erwiesen sich vor allem die Melaleuca-Arten Cajeput, Niaouli und Tea-Tree, aber auch die Leptospermum-Arten Manuka und Kanuka als große Helfer durch ihre besonders starken antimikrobiellen Eigenschaften.

Bereits die Ureinwohner erkannten, daß jede Pflanzenart ein »Spezialist« ist, und machten sich diese Wirkungen gezielt zunutze. Die eine Art wirkt stärker antiviral (gegen Viren), die andere wiederum mehr antimykotisch (gegen Pilze) oder antibakteriell (gegen Bakterien).

Stärkung des Immunsystems

Alle Teebäume wirken hautregenerierend und zellreparierend. Vor allem stärken sie erstaunlich gut das Immunsystem – man hat das Gefühl, daß diese zähen, robusten und anpassungsfähigen Bäume über ihre ätherischen Öle etwas von ihrer Kraft und Lebensfähigkeit auf uns übertragen.

All diese hervorragenden Eigenschaften der Teebäume sind für uns heute sehr hilfreich, denn bei unserer modernen Lebensweise im »Großstadtdschungel«, auf engstem Raum mit Tausenden von Menschen, sind wir einer großen Ansteckungsgefahr ausgesetzt. Auf der permanenten Suche nach wirksamen Abwehrmaßnahmen besinnen wir uns nun endlich wieder auf uraltes Wissen und auf die Kräfte der Natur.

Was fehlt, ist die entspannende Komponente

Erfrischung und Kräftigung

Captain Cook beschrieb neben der heilenden auch die erfrischende, kräftigende Wirkung der Teebäume und nutzte diese in dem feuchtheißen, müde und träge machenden Klima.

Daß Teebäume aber praktisch keine Wirkstoffe besitzen, die für Entspannung und Gelassenheit sorgen (Seite 18), ist kein Wunder. Denn in den klimatischen Bedingungen, aus denen die Teebäume stammen, sind bei Erkrankungen vor allem Anregung und Kräftigung wichtig – wer bei großer Hitze schon mal krank im Bett lag, weiß, wie unendlich schlapp man sich dann fühlt. In unseren Breiten jedoch sind gerade Anspannung und Streß oft Krankmacher Nummer eins.

Wichtig: entspannende Öle als Ergänzung

In der Praxis hat sich gezeigt, daß Mischungen von anregenden Teebaum-Ölen mit gelassen stimmendem, esterhaltigem Lavendel- oder Palmarosaöl besonders ausgleichend auf die Psyche wirken, das seelische Wohlbefinden und damit die ganzheitliche Heilung fördern.

In meinen Rezepten spielen diese beiden Öle deshalb eine wichtige Rolle und werden im nächsten Kapitel als optimale Ergänzungsöle beschrieben.

Die Öle kennenlernen

Im Folgenden stelle ich Ihnen die Teebaum-, Ersatz- und Ergänzungsöle ausführlich vor: Wie sie genau heißen, wie die Pflanzen aussehen, aus denen sie gewonnen werden, und wie sie wirken. Auf Seite 54/55 finden Sie in einer tabellarischen Übersicht Angaben zu Inhaltsstoffen, Wirkungsweisen und Anwendungsbereichen der Teebaum-Öle.

Angesichts der vielseitigen Wirkungen wird sich bei Ihnen vielleicht eine gewisse Skepsis oder auch Unglauben breit machen. Das ist verständlich. Die Eigenschaften sind jedoch nachgewiesen und lassen sich zum größten Teil gut erklären (Seite 16).

Über die Beschreibungen und Wirkungen

Im Zusammenhang mit den seelischen Wirkungen der Öle beschreibe ich bestimmte Persönlichkeitstypen, für die ein Öl besonders hilfreich ist; daß ich dabei das Erscheinungsbild der Haut mit der Psyche in Verbindung setze, mag vielleicht erstaunlich klingen, hat aber mit der engen Beziehung zwischen Haut und Psyche zu tun – mehr darüber auf Seite 82.

Die Gewinnung der Teebaum-Öle

Teebaum-Öle werden, wie viele ätherische Öle, durch Wasserdampfdestillation gewonnen. In einem Destilliergerät erhitzt man Zweige und Blätter in kochendem Wasser oder Wasserdampf und löst so die Öltröpfchen aus dem Pflanzenmaterial. Der aufsteigende Dampf reißt das Öl mit sich und wird dann abgekühlt. Bei der Kondensation trennen sich die ätherischen Öle vom Wasser, da sie nicht wasserlöslich sind. Sie schwimmen obenauf und können abgeschöpft werden.

Das Wasser, das bei der Destillation auch hochwirksame, wasserlösliche Bestandteile der Pflanze aufgenommen hat, nennt man Hydrolat. Solche Hydrolate können innerlich und äußerlich verwendet werden und sind vor allem auch für die Hautpflege sehr gut geeignet.

■ Wenn Sie die Wirkweise, den Charakter jedes Öls kennen, werden Sie leichter das für Sie richtige finden. Das ist für die Selbstbehandlung wichtig (ab Seite 57), denn oft stelle ich mehrere Rezepte zur Wahl, aus denen Sie das für Ihre persönliche Situation passende aussuchen sollten.

Das passende Öl finden

Tea-Tree/Teebaum

… reinigt Körper und Seele

Weitere Bezeichnungen:	Tea-Tree (international)
Pflanzenname:	Teebaum, Tea-Tree
Botanischer Name:	*Melaleuka alternifolia*
Familie:	*Myrtaceae* (Myrtengewächse)
Vorkommen:	in der tropischen Region von Nordaustralien (New South Wales) heimisch; inzwischen auch in Südafrika, Angola, Indien und Malaysia

Hochwirksam, aber kein Allheilmittel

Dieses hochwirksame Öl ist zur Zeit ein Modeöl und wird für alles und jedes verwendet. So wird es als Allheilmittel, Hautpflegemittel, Badezusatz oder als Haushaltsreiniger empfohlen. Für viele stellt es jedoch eine gewisse Geruchsbelästigung dar.

Kürzlich rief mich ein Herr empört an und beschwerte sich lautstark, die ganze Wohnung rieche nach Tea-Tree. Selbst beim morgendlichen Kuß sei seine Frau statt in Rosenduft in eine Wolke von Tea-Tree gehüllt. Dieser Geruch mache ihn langsam aggressiv. Er verstehe ja nicht viel von Düften, aber das rieche nun wirklich nicht sehr schön. Selbst sein Enkelkind dufte schon so komisch … Kein Wunder, daß der Haussegen schief hängt. Ich kann das gut nachempfinden, da ich selbst meine Probleme mit diesem durchdringenden, medizinischen Geruch habe. Doch wie schade, wenn das therapeutisch ausgesprochen wertvolle Tea-Tree-Öl durch falsche Anwendung in Mißkredit gerät.

Der Geruch ist nicht jedermanns Sache

Ein Duft, der als »schlecht« empfunden wird, ruft Streß und Aversionen hervor. Deshalb sollten Düfte, die täglich verwendet werden, wirklich »duften« – und Tea-Tree sollte sehr sparsam, seinen tatsächlichen Eigenschaften entsprechend und nicht als universelles Wundermittel eingesetzt werden.

Der Tea-Tree unter den Teebäumen

Melaleuka alternifolia stammt ursprünglich aus dem tropischen, sumpfigen Buschland von New South Wales in Australien. Wie die anderen Teebaumarten ist er sehr widerstandsfähig und hat wirk-

**Ein immer-
grüner, robu-
ster Baum**

same Inhaltsstoffe gegen seine
natürlichen Feinde entwickelt
(Seite 23).
Der immergrüne Baum trägt
schmale, lanzettenförmige Blätter von leuchtend hellgrüner
Farbe und weißliche Blüten, die
einen intensiven, aromatischen
Duft verströmen. Seine Rinde ist
papierartig, weshalb er auch
paper bark Tea-Tree genannt wird.
Er wächst sehr schnell und kann
bis zu 8 m hoch werden. In den
Plantagen wird er strauchartig bis
zu einer Höhe von 1,5 m gehal-
ten, um die mechanische Ernte
zu erleichtern.

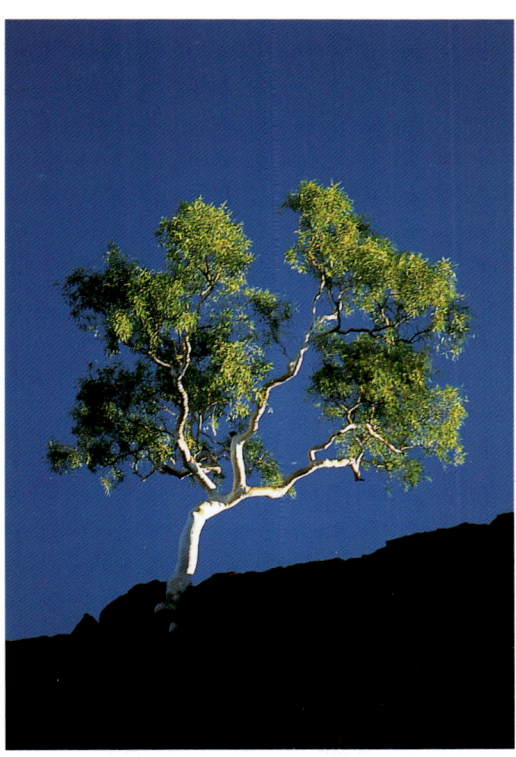

Für jede Krankheit ein passender Chemotyp

Die australischen Ureinwohner,
die Aborigines, haben eine jahr-
tausendealte naturheilkundli-
che Tradition. Ihr großes Wissen gaben sie in Erzählungen und
Gesängen weiter. Auch Captain Cook und seine Mannschaft pro-
fitierten von diesem Wissen und fanden mit dem Teeaufguß der
Tea-Trees ein hochwirksames Heilmittel, das sie bei verschiedenen
Krankheiten anwandten.

**Von der
großen Heil-
kraft des
Tea Trees
wissen die
Aborigines
schon seit
uralter Zeit.**

**Unter-
schiedliche
chemische
Zusammen-
setzung**

Wie bei vielen anderen Heilpflanzen kann auch beim Tea-Tree
die chemische Zusammensetzung und damit die jeweilige Wirkung
variieren. Diese »Chemotypen« sind äußerlich nicht voneinander
zu unterscheiden. Die Aborigines fanden trotzdem für jede Krankheit den optimalen Chemotyp: Beim Zerreiben der Blätter nämlich
wird der Unterschied deutlich. Duften sie stark nach Eukalyptus
(wegen eines hohen Cineolgehalts), sind sie für Atemwegserkrankungen optimal. Ist dieser Duft schwächer (durch den höheren
Monoterpenolgehalt), werden sie wegen ihrer besonders keimtö-
tenden Wirkung bei offenen Wunden verwendet.

Manipulation und Qualität

Die Schwankung der Inhaltsstoffe hängt von Standort und Jahreszeit ab: Mal enthält Tea-Tree-Öl bis zu 60%, mal nur 3% Cineol (Seite 17), im australischen Winter mehr als zur Erntezeit im Sommer. Die weitere wertvolle Leitsubstanz Terpinen-4-ol, ein Monoterpenol, kann einen Anteil zwischen 27% und 70% haben. Naturbelassene Öle werden nach Chemotypen gekennzeichnet, zum Beispiel Tea-Tree CT. Cineol bei einem Gehalt über 50%.

Standardisierung nach australischer Norm Nach den Bedingungen der australischen Norm Nr. 2782-1985 dürfen Tea-Tree-Öle, die auf dem Weltmarkt gehandelt werden, nicht weniger als 30% Terpinen-4-ol und nicht mehr als 15% Cineol enthalten. Offiziell gilt: Je weniger Cineol im Tea-Tree-Öl, desto besser – da man diesem Stoff eine stark hautreizende Wirkung nachsagt. Der Cineolgehalt wird deshalb oft künstlich gesenkt.

Dabei hat Cineol bei näherer Betrachtung sogar therapeutisch besonders wertvolle Eigenschaften und ist haut- und schleimhautfreundlich. Die Manipulation verschlechtert also eigentlich die Qualität (Seite 16).

Zudem kann jedes ätherische Öl der Gattung Melaleuka, das der australischen Norm entspricht, als Tea-Tree-Öl bezeichnet werden. **Preisunterschiede durch Mischung** So wird der eigentliche Tea-Tree *Melaleuka alternifolia* manchmal mit den ertragreicheren *Melaleuka linariifolia* und *Melaleuka dissitiflora* gemischt. Das erklärt die oft unterschiedlichen Preise. Therapeutisch wertvolle und in der Regel teure Tea-Tree-Öle sind reine *Melaleuka-alternifolia*-Öle, deren Cineolgehalt nicht nachträglich verändert wurde.

In der folgenden Ausführung wird die Wirkungsweise eines cineolarmen (bis 5%) und Terpinen-4-ol-reichen (35 bis 45%) *Melaleuka-alternifolia*-Öls, wie es Therapeuten verwenden, beschrieben.

Gewinnung und Duft

Qualitätsproblem Großanbau Tea-Tree wird heute hauptsächlich in Großplantagen angebaut, denen in der Regel zentrale Großdestillen angeschlossen sind. Der Anbau im großen Stil ist in vieler Hinsicht ökologisch bedenklich. Und da oftmals ein hoher Ertrag im Vordergrund steht, ist diese Anbauweise auch für die Qualität des ätherischen Öls ein Problem. Verwenden Sie für therapeutische Zwecke ausschließlich Öl aus kontrolliertem Anbau, das auf Rückstände von Pestiziden untersucht wurde (Seite 59).

Das Öl wird durch Wasserdampfdestillation gewonnen (Seite 25). Für 1 Liter benötigt man 50 bis 70 kg Blätter und junge Zweige. Die weltweite Jahresproduktion beträgt zur Zeit 200 t Tea-Tree-Öl. Für die kommenden Jahre ist mit einer Steigerung auf 1200 t pro Jahr zu rechnen, die vor allem durch Anpflanzungen an der Ostküste Australiens erreicht werden soll.

»Medizinischer« Duft Der Duft des Tea-Tree-Öls ist »medizinisch«, krautig, streng – ziemlich gewöhnungsbedürftig: Die Reaktionen gehen von totaler Ablehnung bis »ganz gut«. Auch in Mischungen behält es seine dominierende Kraft, das sehr »Strenge« wird aber gemildert.

So hilft es dem Körper

Die therapeutische Wirkung des Tea-Trees ist zweifellos ausgezeichnet, wird aber häufig überschätzt. Daß seine antibakteriellen Eigenschaften besonders gut erforscht sind, hat viel zur Popularität dieses Öls beigetragen. Die Kombination von 40 bis 45 % Monoterpenolen und bis zu 45 % Monoterpenen ist für die breite Wirkung gegen unterschiedliche Bakterien verantwortlich. Größte Bedeutung kommt Tea-Tree bei Harnwegsentzündungen zu, die mit anderen Mitteln in der Regel nur schwer therapierbar sind.

Bei Harnwegsentzündungen, Rheuma, Wunden und Hautbeschwerden

Das Monoterpenol Terpinen-4-ol wirkt zudem diuretisch, das heißt entgiftend und harntreibend, ohne dabei aber Mineralstoffe auszuschwemmen; diese besondere Eigenschaft, die es synthetischen Diuretika voraus hat, nennt man »aquaretisch«.

Durch seine antibakteriellen und hautregenerierenden Eigenschaften ist Tea-Tree-Öl sehr wirksam bei Abszessen, schlecht heilenden Wunden, Furunkeln, und ist auch bei Akne angezeigt, da es den Heilungsprozeß fördert und das gesunde Gewebe nicht schädigt. Zudem wird das Immunsystem gestärkt.

Bei Mückenstichen ist Tea-Tree-Öl ausgesprochen hilfreich. Manch einer wird ja besonders gerne heimgesucht … Zu diesen Opfern gehörte ich früher auch, während mein Mann zu meiner größten Erbitterung links liegen gelassen wurde. Durch tägliche Körperpflege mit ätherischen Ölen bin ich stark in der Gunst der Mücken gesunken. Und wenn ich doch mal gestochen werde, hilft Tea-Tree pur oder eine Mischung mit Manuka und Lavendel sofort.

Durch den hohen Monoterpengehalt ist Tea-Tree-Öl nicht ganz so hautfreundlich, wie es allgemein dargestellt wird. Bei längerer Anwendung trocknet die Haut aus. Mischungen mit Manuka, Palmarosa oder Lavendel sind wesentlich verträglicher. Ebenso muß die Behandlung von Pilz- und Viruserkrankungen unbedingt durch andere Öle unterstützt werden, die das Wirkspektrum erweitern.

Mischungen sind oft besser

... und so hilft es Geist und Seele

Es ist bedauerlich, daß Tea-Tree-Öl bisher ausschließlich von der medizinisch-körperlichen Seite betrachtet wird. Ein Blick auf die Inhaltsstoffe zeigt aber, daß es aufgrund seiner Zusammensetzung seelisch stabilisierend und angstlösend wirkt. Seine Inhaltsstoffe erinnern an Majoran, das »Pflänzchen Wohlgemut«. Hier zeigt sich in meinen Augen die große Stärke des Tea-Trees. Wenn man sich verunsichert und ausgelaugt fühlt, geben die Monoterpene neuen Schwung, vertreiben ängstliche Gefühle und wecken zugleich die Lebensgeister.

Stark vitalisierend

Tea-Tree wirkt hier indirekt über seine diuretischen Eigenschaften. Es »reinigt« die Nieren und bewirkt, daß giftige Substanzen ausgeschieden werden – diese würden sonst übers Blut ins Gehirn gelangen und könnten zu Antriebslosigkeit und seelischer Verstimmung führen. Außerdem wird die Noradrenalin- und Dopamin-Produktion (Seite 14) angeregt, was für Power sorgt, Ängste auflöst und die Stimmung aufhellt.

Vor Jahren bin ich durch Zufall auf die angstlösende Wirkung des Tea-Trees gestoßen. Ein 11jähriger Junge, zart und schmächtig, hatte Schwierigkeiten, sich nach einem Schulwechsel in der neuen Klassengemeinschaft zurechtzufinden. Er kam zu mir wegen einer Neigung zu Blasenreizungen und einer Magen-Darm-Infektion, und ich behandelte ihn mit Tea-Tree. Der Erfolg stellte sich schnell ein. Interessanterweise meinte der Junge, wenn er Tea-Tree nehme, werde er nicht so geärgert und verhauen und fühle sich »ganz stark«.

Ein Fallbeispiel

Nach meinen Erfahrungen ist Tea-Tree besonders hilfreich bei sensiblen und empfindsamen Menschen, bei denen sich Streß und Angst auf Magen, »Bauch« und Blase schlagen. Die Wirkung kann durch Mischung mit Manuka verstärkt werden.

Der »Tea-Tree-Typ«

Cajeput

*… bringt frischen Wind in die Psyche
und läßt wieder frei durchatmen*

Weitere Bezeichnungen:	Oleum Cajeputi, Essence de Cajeput, Oil of Cajeput, Cajeputi aetherolium
Pflanzenname:	Cajeputbaum, Kajoepoetih-Baum
Botanischer Name:	*Melaleuka cajeputi, Melaleuka leukadendron*
Familie:	*Myrtaceae* (Myrtengewächse)
Vorkommen:	ursprünglich von den Molukken, jetzt in Indonesien, Malaysia, malaiisches Archipel, Philippinen und Nordaustralien

Ein ganz besonderes Öl

Cajeput ist inzwischen eines meiner Lieblingsöle. Immer wieder habe ich sehr beeindruckende Erfahrungen damit gemacht. Ein typisches Beispiel: Eine Patientin, im Sommer von Grippe geplagt, fühlte sich bei dem heißen Wetter schlapp, elend und mutlos. Apathisch ertrug sie die Hitze und den schlaffen Körper; jeder Schritt, jeder Gedanke war schon zuviel. Ich empfahl Cajeput. Kurz darauf rief mich die Patientin begeistert an und berichtete mir über die schnelle, belebende Wirkung des Öls, das auch »ganz nebenbei« Fieber und Gliederschmerzen vertrieben hatte.

Fallbeispiel

»Weißes Holz« mit enormer Widerstandskraft

Baumriese mit zauberhaften Blüten

Auch Cajeput ist ein äußerst robuster Baum, und er kann 15 bis 25 Meter groß werden. Er ist immergrün, mit schmalen grau-grünen, ledrigen Blätter. Im Frühsommer ist er übersät mit zauberhaften weißen Blüten. Blätter und Blüten verströmen einen schönen klaren, leicht eukalyptusartigen, warmen Duft. Die Rinde läßt sich in langen Streifen abziehen und ist weißlich bis fahlgrau – der indonesische Name *Kajoepoetih poetih* bedeutet »weißes Holz«.

Ein uraltes Heilmittel

Von jeher benutzen die Malayen und Javaner Cajeput als schweißtreibendes Mittel bei fieberhaften Infekten, Atemwegserkrankungen und anderen Beschwerden.

Anfang des 17. Jahrhunderts, als die Holländer die Molukken – die östlichste Inselgruppe Indonesiens – in Besitz nahmen, brachten sie von dort Cajeputöl mit nach Europa. Seit 1717 wird es auch in Deutschland pharmakologisch genutzt. Nach England und Frankreich gelangte das Öl erst Anfang des vorigen Jahrhunderts. Der Export stieg stetig, denn Cajeputöl war beliebt als ein allgemein anerkanntes und sehr wirksames Öl.

Allgemein anerkannt als sehr wirksam

Mit dem Aufkommen von Antibiotika und synthetischen Arzneimitteln ging die Bedeutung des Cajeputöls in Europa drastisch zurück und geriet mehr und mehr in Vergessenheit. In einigen Regionen Ostasiens ist es aber nach wie vor ein beliebtes, universell eingesetztes Hausmittel.

Gewinnung und Duft

Das ätherische Öl wird aus den Blättern und Zweigen wildwachsender Bäume destilliert. Im Gegensatz zu Tea-Tree wird Cajeputöl in dezentralen kleinen Felddestillen gewonnen, denn die Nachfrage ist noch relativ gering.

Zur Gewinnung von 1 Liter Cajeputöl werden 100 bis 125 kg Pflanzenmaterial gebraucht. Das Öl ist farblos bis gelblich.

Sein Duft ist sauber, frisch und klar; er erinnert an Eukalyptus, ist aber viel wärmer, sanfter und feiner, mit einem fruchtigen Unterton. Eine leicht fliederartige Note, ein pfeffrig-warmer Touch und eine vage Erinnerung an Nelkenknospen schwingen im Duft mit. Kombiniert mit sehr warmen, tropischen Düften, läßt sich Cajeput auch für Parfüms gut verwenden. Kinder mögen diesen Duft besonders, da er nicht so »medizinisch streng« riecht.

Feiner Eukalyptusduft

So hilft es dem Körper

Cajeput ist ein sanftes, aber hochwirksames Öl bei Atemwegserkrankungen und grippalen Infekten, insbesondere bei Kindern.

Wesentlich milder als Eukalyptusöl

Aufgrund seines hohen Cineolgehaltes (50 bis 60%) wirkt es schleimlösend und auswurffördernd. Ist der Schleim zu dünn- oder dickflüssig und kann deshalb nicht abtransportiert werden, siedeln sich Viren und Bakterien an und die Schleimhaut entzündet sich. Hier wirkt Cajeput vor Ort. Durch die Kombination von Cineol und 12% Monoterpenolen hat es eine starke antibakterielle und antivirale Wirkung in Nase, Nebenhöhlen und Bronchien. Daneben wirkt es beruhigend auf die Schleimhäute.

Besonders günstig ist Cajeput in Verbindung mit Tea-Tree bei Blasenentzündungen.

Für Atemwege, Urogenitalbereich, Nerven, Muskeln und Haut

Französische Aromatherapeuten setzen Cajeput sehr erfolgreich bei Herpes genitalis ein (Seite 79): Cajeput hat eine deutlich stärkere antivirale Wirkung als Tea-Tree, bedingt durch die spezielle Kombination von Cineol und Monoterpenolen.

Die Kombination von Cineol und Monoterpenen wirkt sowohl entzündungshemmend als auch schmerzstillend und ist deshalb sehr hilfreich bei rheumatischen Beschwerden, Muskelschmerzen, Verspannungen und Neuralgien. Durch seine tonisierenden und straffenden sowie hautregenerierenden Inhaltsstoffe ist es im kosmetischen Bereich bei fettiger, schlecht durchbluteter oder fahler Haut anzuwenden. Ist die Haut besonders zart, sollte Cajeput mit Lavendel oder Palmarosa gemischt werden.

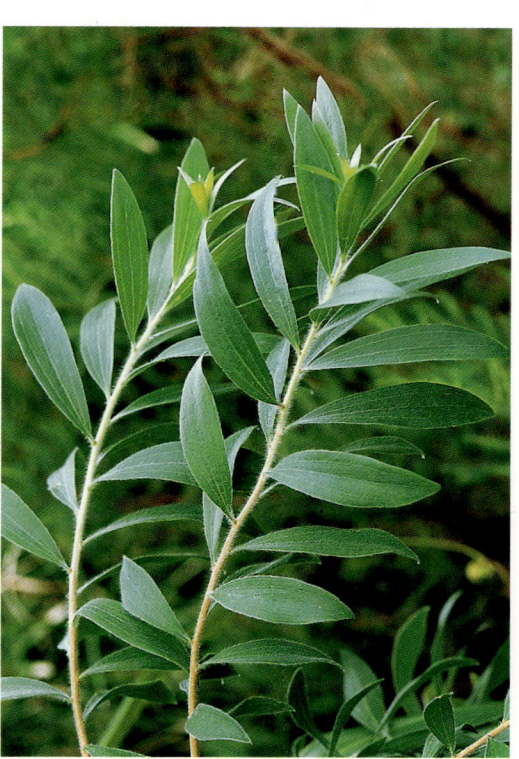

Ähnlich und doch anders: Ebenso wie die Wirkung, variiert auch das Aussehen der Teebäume. Hier ein Cajeputzweig.

... und so hilft es Geist und Seele

Cajeput hat eine starke psychische Wirkung. Das Geheimnis sind die Inhaltsstoffe: Das Cineol fördert logisches Denken, die Monoterpene geben Durchhaltevermögen, gedankliche Struktur und richten seelisch wieder auf, die Monoterpenole schützen und stärken das Nervensystem.

Große Stütze in Krisen

Das Öl ist besonders wirksam, wenn der »Durchblick« fehlt, »wenn alles über einem zusammenschlägt«, wenn man sich am liebsten ins Bett verziehen möchte, in stressigen und turbulenten Zeiten

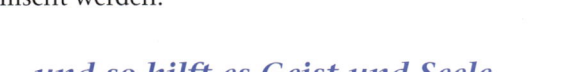

oder bei Gefühlen wie: »... das schaffe ich doch nicht, ich fühle mich geistig und körperlich ausgepowert.« Es gibt die nötige Widerstandskraft, sich dem vielleicht im Augenblick ungeliebten Alltag zu stellen.

Cajeput ist eine wunderbare Stütze, wenn man droht, in Selbstmitleid zu versinken, wenn man sich schwach, lustlos und entscheidungsunfähig fühlt. Wer kennt nicht diese Situation, gerade auch, wenn man erkältet ist oder Schmerzen hat!

Cajeput ist ein großartiges Nerventonikum, sehr hilfreich bei »seelischer Dünnhäutigkeit«, psychischer Müdigkeit und bei seelischer Verstimmung; es richtet dann sanft »Wirbel für Wirbel« wieder auf.

Ein Denk-
und Lernöl Cajeput unterstützt hervorragend bei geistiger Arbeit und beim Lernen. Als echtes Gehirnstimulans hilft es, klarer zu denken und die geliebten gedanklichen Trampelpfade zu verlassen, um offen für neue Anregungen zu werden. Kennen Sie das Gefühl, einen Knoten im Gehirn zu haben? Alles mögliche zu tun, nur um vom Arbeiten oder Lernen abzulenken? In dieser Situation ist Cajeput angebracht.

Da man zum effektiven geistigen Arbeiten nicht nur Anregung benötigt, sondern auch eine gewisse Entspannung, sollte man Cajeput mit Lavendel mischen (Seite 51). Wenn Sie damit Ihre Ohrläppchen massieren, werden Sie vom Erfolg verblüfft sein. Auch die verspannten Nackenwirbel sind für diese Mischung dankbar. Eine Duftlampe mit denselben Ölen und dazu eine Entspannungsmusik vervollständigen das Arbeitsklima. Erstaunlich, wieviele Ideen plötzlich griffbereit sind, wie der Durchblick kommt und das Verstehen sich anschließt. Viel Spaß beim Denken!

Cajeputöl paßt wunderbar zu ruhigen, eher introvertierten Menschen, die eine blasse, kühle, schlecht durchblutete Haut haben. Sie sind freundlich und ausgeglichen; unter Streß und Kummer aber lassen sie sich schnell entmutigen, fühlen sich überfordert und leiden unter Antriebslosigkeit. Dies kann schließlich zu einer pessimistischen Grundstimmung führen, aus der Cajeput sanft, aber bestimmt wieder herausführt. **Der**
»Cajeput-
Typ«

Wer eine sehr zarte, rötliche Haut hat und zu Nervosität und Unruhe neigt, sollte Cajeput mit Lavendelöl mischen.

Auch für Kinder und alte Menschen ist Cajeputöl ausgezeichnet, am besten in Mischungen mit Lavendel oder Palmarosa.

Niaouli

*… bringt das Immunsystem auf Vordermann
und Kraft in den Alltag*

Bezeichnungen:	Oleum Niaouli, Niaouli aetherolinum, Goménol
Pflanzenname:	Niaouli, Tea-Tree
Botanischer Name:	*Melaleuka viridiflora gaertner, Syn. Melaleuka quinquenervia*
Familie:	*Myrtaceae* (Myrtengewächse)
Vorkommen:	ursprünglich in Australien (Queensland, Neusüdwales) und Neukaledonien beheimatet, inzwischen auch in Madagaskar

Heilkraft für die Haut

Auf die phantastische Hautverträglichkeit und Wundheilungskraft von Niaouli hat mich ein französischer Aromaexperte aufmerksam gemacht. Damals war ich erstmal sehr erstaunt, denn Niaouli hat ebenso wie Cajeput einen hohen Gehalt an Cineol, und das gilt ja offiziell als »hautreizend« (Seite 17). Meine Erfahrungen mit diesen Ölen haben aber inzwischen immer wieder bestätigt, daß eher das Gegenteil der Fall ist.

Mit Niaouli heilte ich beipielsweise die hartnäckige Bronchitis eines jungen Mannes. Der war daraufhin so begeistert von dem Öl, daß er spontan seine zu Entzündungen neigende Gesichtshaut damit behandelte. Beeindruckt von der raschen, entzündungshemmenden Wirkung, stellt er sich inzwischen regelmäßig Rasierwässer und Cremes selbst her. Niaouli verleiht diesen übrigens auch eine interessante Duftnote.

Fallbeispiel

Papierrindenbaum gegen Malaria

Große Niaouliwälder sind typisch für die pazifische Inselgruppe Neukaledonien – sie nehmen fast zwei Fünftel des Landes ein. Die Bevölkerung dort ist von der ungeheuren Heilkraft dieser Pflanze überzeugt. Daß es in den feuchtheißen, teilweise sumpfigen Gebieten keine Malaria gibt, führt man auf den Duft der Niaouliblätter zurück. Und das ist gar nicht so unwahrscheinlich, denn einige Inhaltsstoffe wirken ausgesprochen insektenabweisend.

Der Niaoulibaum zeichnet sich, wie alle Tea-Trees, durch seine ungeheure Robustheit und Anpassungsfähigkeit aus. Wo er erst einmal Fuß gefaßt hat, verdrängt er alles andere und ist nicht klein zu kriegen.

Er wird bis zu 15 m hoch und hat eine leicht ablösbare, dicke, weiße Rinde, die aus zahlreichen Schichten besteht. Aus diesem Grund wird Niaouli wie der Tea-Tree auch *paper bark Tea-Tree,* Papierrindenbaum, genannt. Die Rinde verleiht ihm eine gewisse Feuerfestigkeit. Seine schmalen, lanzettenförmigen, graugrünen Blätter verströmen einen aromatischen Duft.

Paper bark Tea-Tree

Allroundheilmittel aus dem Pazifik

Lange bevor Captain Cook 1774 Neukaledonien entdeckte, war Niaouli eine wichtige, universell einsetzbare Heilpflanze der Eingeborenen. Das Öl wurde bei fiebrigen Erkrankungen, gegen Durchfall, Rheuma und schlecht heilende Wunden, Bronchitis und Tuberkulose verwendet – Erkrankungen, die für feuchtheißes Klima typisch sind. Inzwischen ist wissenschaftlich nachgewiesen, daß Niaouli tatsächlich das Wachstum von Tuberkulosebazillen sehr wirksam hemmt.

Hausapotheke der Eingeborenen

Etwa seit 1853 wurde das ätherische Öl nach Europa exportiert. In Frankreich wird es Goménol genannt, da es hauptsächlich aus der Region von Gomène stammt; »Goménol« ist ein gesetzlich geschütztes Markenzeichen. Für die Franzosen war Goménol lange Zeit ein wichtiges Heilmittel gegen viele verschiedene Erkrankungen. Mit dem Aufkommen von Antibiotika sind Export und Anwendung ständig zurückgegangen.

In Frankreich als Goménol bekannt

Gewinnung und Duft

Das ätherische Öl gewinnt man durch Wasserdampfdestillation (Seite 25) aus den dicht belaubten Zweigen; etwa 70 kg Pfanzenmaterial ergeben 1 Liter ätherisches Öl, das entspricht einer Ausbeute von 2 bis 3 %.

Niaouli hat, ähnlich wie Tea-Tree, verschiedene Chemotypen (Seite 27), der Anteil der Inhaltsstoffe schwankt also stark je nach Herkunft. Ich beschreibe im folgenden die Wirkungen eines cineolhaltigen Öls mit konstantem Gehalt an Sesquiterpenolen.

Verschiedene Chemotypen

Heute kommen kontrollierte Qualitäten aus Madagaskar auf den Markt; die Bezeichnung »aus kontrolliert-biologischem Anbau« garantiert pestizidfreien Anbau und Reinheitskontrolle.

Niaouli-Essenz

Vorsicht: Häufig findet man in der Pharmazie »Niaouli-Essenz«, die synthetisch mit Cineol und Terpenen ergänzt worden ist. Solche künstlichen Produkte sind für die Aromatherapie nicht geeignet.

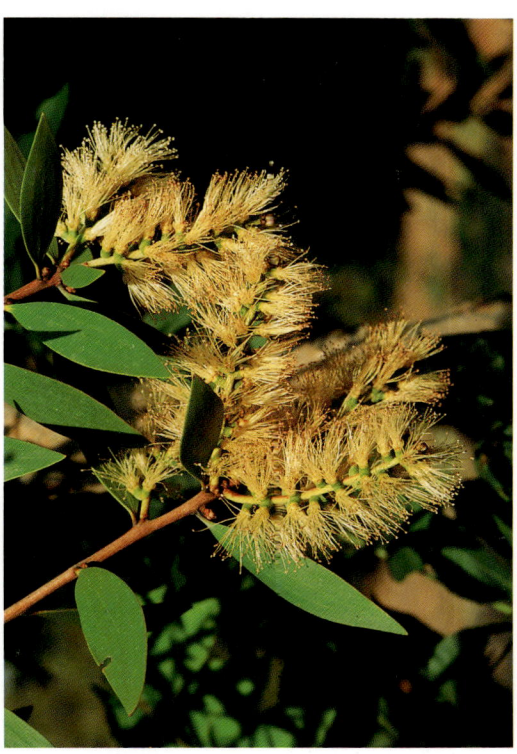

»Medizinischer« Duft

Der Duft von Niaouli ist ausgesprochen »medizinisch«. Er erinnert ein wenig an Eukalyptus, mit einem blumigen Unterton. Spuren von Schwefelverbindungen verursachen den etwas unangenehmen Geruch, der allerdings in Mischungen mit Lavendel und Palmarosa verschwindet.

So hilft es dem Körper

Für Atemwege, Vaginalbereich, Immunsystem

Die große Bedeutung des Niaoulis liegt, ähnlich wie beim Cajeput, in seiner starken antiviralen, antibakteriellen und entzündungshemmenden Wirkung durch die Inhaltsstoffe Cineol (40 bis 50%), Monoterpenole (7 bis 12%) und Monoterpene (15 bis 20%). Bei Erkrankungen der Atemwege liegt fast immer eine virale oder bakterielle Infektion zugrunde. Hier greift Niaouli vor Ort ein, während es gleichzeitig balsamisch lindernd und schleimlösend ist. Ebenso wirkt es stark bei allen Erkrankungen viralen, bakteriellen und mykotischen Ursprungs im Vaginalbereich.

Die meisten Infekte sind Ergebnis einer mangelhaften Immunabwehr. Niaouli ist wegen seiner hervorragenden immunstimulierenden Eigenschaften durch Monoterpenole und Sesquiterpenole

Nicht aus den attraktiven Blüten, sondern aus Blättern und Zweigen wird das ätherische Öl gewonnen.

(10 bis 15 %) ein fantastisches Öl, um das Immunsystem wieder auf Vordermann zu bringen.

Daneben wirkt Niaouli gewebestraffend und entzündungshemmend, besonders im venösen Bereich, so daß es bei Krampfadern, Hämorrhoiden, schwachem Bindegewebe und Venenentzündungen lindernd ist. Es hilft bei Entzündungen im Mundraum und stärkt zugleich das Zahnfleisch.

... und für Bindegewebe und Haut

Gute Erfahrungen hat man in Frankreich mit Niaouli als vorbeugendem Schutz vor Hautschäden durch Strahlenbehandlungen gesammelt (Seite 76), denn Niaouli ist durch seine Inhaltsstoffe sehr hautschützend.

... und so hilft es Geist und Seele

Die enorme Widerstandskraft des Niaoulibaumes spiegelt sich in seinem Öl wider. Es stärkt eine angeknackste Seele, gibt Kraft, auch Nackenschläge zu ertragen und das Schicksal in die eigenen Hände zu nehmen. Dem Cajeputöl ähnlich, wirkt es klärend und belebend auf die Psyche, gleichzeitig stimmt es gelassen. Diese Kombination ermöglicht es, Kräfte zu finden in Situationen, in denen alles um einen herum aussichtslos erscheint und Gefühle wie »Keiner liebt mich, keiner mag mich« die Oberhand zu gewinnen drohen.

Stärkend, klärend, belebend

Der »Niaouli-Typ«

Niaouli paßt wunderbar zu gutmütigen Menschen, die nach außen sehr vernünftig wirken, aber voller Gefühle stecken. Bei Streß lassen sie sich leicht entmutigen und leiden unter einem Wechselbad der Gefühle.

Niaouli verhilft zu klarer Sicht, um Zusammenhänge erkennen und sich wieder orientieren zu können. Und es wirkt fantastisch, wenn Lust und Freude verloren gegangen sind.

Fallbeispiel

Eine Klientin (51 Jahre) hatte eine schwere Unterleibsoperation mit anschließender Strahlenbehandlung und Chemotherapie hinter sich und kroch, wie sie sagte, »nur noch auf dem Zahnfleisch«. Ich massierte ihre Füße regelmäßig über längere Zeit mit Niaouli, Palmarosa und Kanuka; die Mischung brachte ihre Psyche in Schwung, so daß Traurigkeit, Mutlosigkeit und bleierne Müdigkeit verschwanden. Besonders wichtig war für sie, daß sie sich bald wieder »wie ein weibliches Wesen fühlte«. Dieser Erfolg ist auf die Kombination von Cineol und den hormonell ausbalancierenden Sesquiterpenolen zurückzuführen.

Manuka

… macht Haut und Psyche schön

Pflanzenname:	Tea-Tree, Red Manuka,
	Maorinamen: Manuka, Kahikatoa
Botanischer Name:	*Leptospermum scoparium*
Familie:	*Myrtaceae* (Myrtengewächse)
Vorkommen:	gilt als einheimische Pflanze Neusee-
	lands; ursprünglich kommt sie jedoch aus
	Ostaustralien und breitete sich später
	über Westaustralien, Tasmanien, Neusee-
	land, Neu-Guinea und Südostasien aus

Breitband-antibiotikum mit sinnlicher Seite Die Inhaltsstoffe des Manukaöls zeigen die ganze Spannbreite an Wirkungen, zu denen ätherische Öle erwiesenermaßen in der Lage sind. In Neuseeland steht im Moment noch die medizinische Bedeutung des Manukaöls, ähnlich dem Tea-Tree, als pflanzliches »Breitbandantibiotikum« im Vordergrund. Es wäre aber schade, wenn dieses spannende Öl nur als »Bakterien- und Pilzkiller« Siegeszüge feiern würde. Denn es macht einfach Spaß, auch mit seiner sinnlichen Seite zu arbeiten, es als Wohlfühlöl einzusetzen und so ganz nebenbei auch gesund zu werden, zu bleiben und sich »wohl in seiner Haut zu fühlen«. Schönheit ist dann vorprogrammiert.

Teebaum aus Neuseeland

Auf der Nordinsel Neuseelands sind Manuka und Kanuka (Seite 46) die verbreitetsten Pflanzen. Die ursprüngliche Vegetation wurde in den vergangenen Jahrhunderten großflächig abgebrannt, um Ackerland zu gewinnen. Später wurden zur Regeneration der Böden die schnellwachsenden Manuka- und Kanukabäume eingesetzt. Im Laufe der Zeit breiteten sich diese äußerst robusten, alles verdrängende Bäume gewaltig aus.

Robuste Bäume, die alles verdrängen

Manukabäume werden bis zu 8 m hoch, haben kleine, spitze, starre Blättchen und sind im späten Frühling übergossen von kleinen, zarten Blüten, die einen wunderbaren vollen, weichen Duft verströmen. Manuka ist inzwischen auch in Europa ein beliebter Zierbaum oder -strauch geworden.

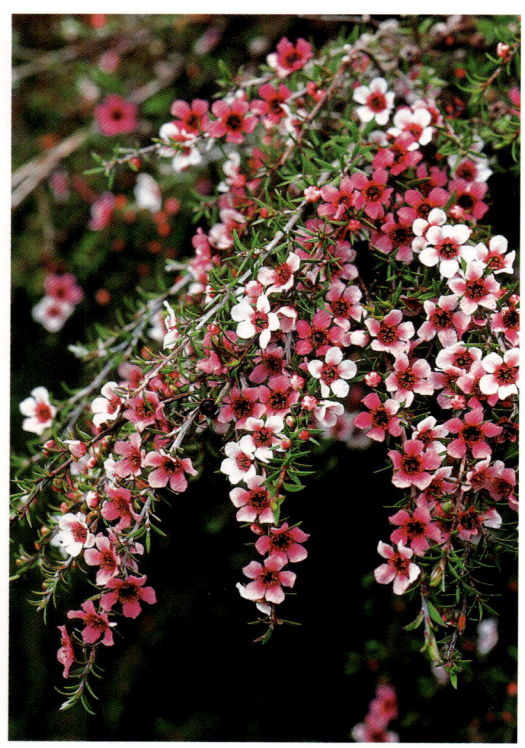

Der »echte« Teebaum – Heilmittel der Maoris

Beschrieben wurde Manuka erstmals von zwei deutschen Botanikern, die an der zweiten Entdeckungsreise von James Cook teilnahmen.

Manuka soll nun der echte Tea-Tree sein (Seite 9). Echt hin, echt her – wie bereits gesagt, nannten Captain Cook und seine Mannschaft alle Bäume »Tea Trees«, aus deren Blättern sie heilsame Teeaufgüsse machten, ob in Neuseeland, Australien oder wo auch immer sie landeten und fündig wurden.

Daß Manuka sehr hilfreich und vielseitig verwendbar ist, erfuhren die Seeleute von den Eingeborenen, den Maoris.

Geheimtip vor 300 Jahren …

Die »Tohungas« (Maorimedizinmänner) gaben ihr Wissen teilweise auch an nicht eingeweihte Menschen weiter. Die älteren Frauen der Stämme sind ebenso bis zum heutigen Tage sehr erfahren im Umgang mit Heilpflanzen.

Der Duft des Manukaöls entfaltet in Verdünnung oder in Mischungen eine wunderbar sinnliche Note.

Manuka ist ein traditionelles Heilmittel der Maoris. Sie verwenden noch heute die verschiedensten Pflanzenteile. Während Samenkapseln und junge Sprößlinge gegen Durchfall und Leibschmerzen gekaut und auch bei nässenden Wunden eingesetzt werden, sind die Blätter bei fiebrigen Harnwegsinfekten sehr bewährt. Das Kauen der Rinde soll eine beruhigende und schlaffördernde Wirkung haben.

Seit Beginn dieses Jahrhunderts wird das ätherische Öl von Manuka hergestellt, ohne allerdings große Bedeutung zu erlangen. Das liegt zum Teil an der geringen Ausbeute bei der Destillation, weshalb man lieber auf das preiswerte Eukalyptusöl oder »Australian Tea-Tree« zurückgreift. In Neuseeland ist ein ätherisches Öl mit dem

… ebenso wie heutzutage

Namen »Tea-Tree Oil« seit 1993 im Handel, das ein Destilla-
tionsgemisch von Manuka- und Kanukablättern (Seite 47) ist.

Gewinnung und Duft

Die Blätter und Zweige werden von wildwachsenden Manuka-
bäumen per Hand gepflückt oder mit Elektroscheren geerntet, vor
allem auf den Hügeln der East-Cape-Region Neuseelands, wo sich
auch moderne Destillationsanlagen befinden. Bei der Ernte werden
die Bäume so beschnitten, daß sie sich kurzfristig regenerieren und
im folgenden Jahr wieder beerntet werden können.

Durch Wasserdampfdestillation gewinnt man ein gelbliches, dick-
flüssiges Öl. Man braucht 150 kg Pflanzenmaterial, um 1 Liter ätherisches Öl zu gewinnen – eine Ausbeute von nur 0,4 bis 0,5 %.

Tiefer, krautig-erdiger Duft Der Duft ist schwer zu beschreiben. Jeder empfindet ihn anders.
Krautig, erdig, tief und ein klein wenig animalisch; in der Verdün-
nung warm, würzig, holzig, in Duftmischungen mit einer wunderbar sinnlichen Note, sehr schön als Komponente in Naturparfums.
Er mischt sich gut mit blumigen Noten wie Rose, Ylang Ylang, Lavendel, Palmarosa, aber auch mit Hölzern wie Sandelholz, Rosenholz und besonders schön mit Linaloeholz; alle Zitrusdüfte, insbesondere Bergamotteöl, passen fantastisch zum Manukaöl.

So hilft es dem Körper

Manuka hat eine ungewöhnliche Inhaltsstoffkombination: 20 bis
25 % Triketone und 60 bis 68 % Sesquiterpene machen es außerordentlich hilfreich bei vielen Beschwerden.

Stärker als Tea-Tree und sehr hautverträglich In wissenschaftlichen Versuchen zeigt Manuka gegen viele Bakterien und Pilze, insbesondere gegen *Candida albicans,* eine sehr viel
stärkere Wirkung als Tea-Tree-Öl, und ist dabei sehr haut- und
schleimhautverträglich.

Manukaöl ist sehr wirksam bei vielen Hautproblemen. Es stärkt die
Psyche und stabilisiert zugleich die Haut; es macht sie widerstands-
fähiger, da es beruhigend auf die Hautnerven wirkt sowie zellakti-
vierend und regenerierend auf die äußeren Hautschichten. Die
Haut reagiert nicht ständig überempfindlich, »schlägt nicht so
schnell aus«. Manuka ist deshalb bei empfindlicher Haut, insbesondere bei Juckreiz, bei Akne, schlechter Heilhaut, Neigung zu Pilz-

Für Haut, Schleimhäute und rheumatische Beschwerden

erkrankungen, bei Geschwüren, Wundliegen und Zahnfleischentzündungen gut einzusetzen.

Juckende und schuppende Kopfhaut ist mit Mischungen von Manuka, Lavendel und Tea-Tree ideal zu behandeln.

Neuseeländische Untersuchungen bestätigen, daß Schuppenflechte mit Manuka in vielen Fällen gelindert werden kann.

Es hilft auch bei allergischen Reaktionen wie Fließschnupfen und Schleimhautreizungen, die durch Streß ausgelöst wurden, sowie bei juckender, ekzematischer Haut.

Bei Atemwegserkrankungen wirkt es auswurffördernd, schleimverflüssigend, stark antibakteriell, am besten gemischt mit Cajeput, Niaouli und Kanuka.

Ebenfalls in Kombination, zum Beispiel mit Kanuka, ist Manuka gut gegen rheumatische Beschwerden einzusetzen, da es entzündungshemmend und schmerzstillend wirkt.

... und so hilft es Geist und Seele

Der »Manuka-Typ«

Das »Wesen« der Pflanze verrät, für wen sie besonders hilfreich ist: Der Manuka ist ein zarter, lichter, grazil wirkender Baum, zugleich aber sehr robust und anpassungsfähig. Sein Duft und seine Inhaltsstoffe sind psychisch ungeheuer stark wirksam – so paßt er besonders gut zu zarten, empfindsamen Seelen, die sich häufig in empfindlicher Haut oder häufigen Magenschmerzen ausdrücken (»Bauchweh« bei Kindern). Ihr hochempfindliches Nervensystem kann sich ungewohnten und unangenehmen Situationen nur schwer anpassen und reagiert oft unangemessen stark. Schnell verletzt und überempfindlich, reagieren sie teilweise gereizt oder erregt – die Nerven liegen schnell »bloß« –, oder sie ziehen sich traurig in ihr Schneckenhaus zurück. Oft geht damit eine streßbedingte erhöhte Histaminausschüttung einher, die sie sozusagen »ausschlagen« läßt und zu Juckreiz und »allergischen Reaktionen« führt.

Schutz für die Nerven

Hier ist Manuka ein regelrechtes Schutzöl, ähnlich wie Vetiver-, Myrrhen- und Zedernholzöl, die einen vergleichbar hohen Anteil an Sesquiterpenen haben. Es stabilisiert und schützt die Nerven und wirkt ausgleichend auf das vegetative Nervensystem. Manuka ist ein wichtiges Öl in der heutigen Zeit. Wir werden durch die Belastungen in Umwelt, Arbeits- und Familienleben immer dünnhäutiger und reagieren auf vieles »allergisch«. Man kann sich der

Hektik und geballten Reizüberflutung kaum entziehen. Auch Kinder sind davon betroffen, nicht nur in der Schule, sondern ebenso in der Freizeit. Das führt zu Unausgeglichenheit und starken Gefühlsschwankungen.

Manuka ist hier ein großer Helfer. Mit beruhigenden und zugleich psychisch anregenden Eigenschaften übt es einen ungeheuer positiven Einfluß auf das seelische Gleichgewicht aus, wirkt erdend, gibt Ruhe und Standfestigkeit. Und das wiederum führt zu körperlichem Wohlbefinden und gibt die nötige Widerstandskraft.

Baut die »Duftaura« wieder auf   Wenn wir uns unwohl fühlen, verändert sich auch unsere »Duftaura«. »Ich bin nicht mehr ich«, die körpereigenen Lockstoffe (die Pheromone) riechen nicht mehr verführerisch. Hier hilft der tiefe, krautig-erdige Duft von Manukaöl, das mit seinem hohen Sesquiterpengehalt Pheromoncharakter hat (Seite 18). Er übertönt nicht den »Streßgeruch«, kurbelt aber im Gehirn die Produktion von eigenen »Wohlfühldüften« an. Und dann sind wir wieder auf der Erfolgsspur. Gelassen, locker, nicht allzu perfekt, können wir die Dinge an uns herankommen lassen.

Fallbeispiel   Eine 46jährige Klientin, nach außen hin erfolgreich, fühlte sich in tiefster Seele vom Schicksal benachteiligt. Um ihren Mund lag schon einen bitterer, scharfer Zug. Nachdem ich sie eine Weile mit Manuka, Ylang Ylang komplett und Bergamotteöl (Seite 18) behandelt hatte, meinte sie eines Tages, aus irgendeinem Grund lerne sie im Moment nur nette Menschen kennen … Ihre Züge waren weicher geworden, was sie wesentlich attraktiver machte; sie wirkte viel liebenswerter und lockerer, mit einer weiblich-erotischen Ausstrahlung.

Großartig – aber noch wenig bekannt

Seit ich das Manukaöl kennengelernt habe, konnte ich viele beeindruckende Erfolge damit erzielen.

In Neuseeland ist Manukaöl inzwischen eines der wichtigsten Öle in Hautpflegeprodukten. Denn dort ist der Schutz vor aggressiver Sonnenbestrahlung besonders wichtig, und Manuka mit seiner stark hautschützenden Wirkung ist dabei eine große Hilfe.

Alternative: Myrrhenöl   Im deutschsprachigen Raum ist es allerdings noch relativ selten auf dem Markt. Falls Ihnen Manukaöl nicht zur Verfügung steht, können Sie statt dessen Myrrhenöl (Seite 44) verwenden.

Myrrhe

… statt Manuka

Pflanzenname:	Myrrhe, Heerabolmyrrhe, »echte Myrrhe«
Botanischer Name:	*Commiphora myrrha, var. molmol*
Familie:	*Burseraceae* (Balsambaumgewächs)
Vorkommen:	Somalia, Libyen, Kenia

Auf der Suche nach einem ähnlich wie Manuka wirkenden Öl kam ich über die Inhaltsstoffe zum Myrrhenöl.

In der Antike muß Myrrhe ein »parfumistischer Hit« gewesen sein, und auch heute noch spielt es eine wichtige Rolle in Parfums – eine interessante Parallele zu Manuka, das die Maoris auch zur Parfumierung von Körper und Haaren verwendeten.

Das Harz der Myrrhe galt im Altertum als besonders kostbar.

Mich begeisterte der Myrrhenduft zunächst nicht gerade, sondern weckte eher Erinnerungen an entzündetes Zahnfleisch – denn dagegen wird die Myrrhentinktur (nicht zu verwechseln mit dem ätherischen Öl) hauptsächlich verwendet.

Verdünnt jedoch hat mich dieser Duft zum Staunen gebracht. Fremd und zugleich irgendwie vertraut, ließ er verschüttete Erinnerungen und Bilder in mir aufsteigen. Denn ebenso wie Manuka oder Vetiver ist es ein psychisch hochwirksames Öl, das zu den eigenen Wurzeln zurückfinden läßt. Das Geheimnis liegt in der Dosierung, weniger ist besser als zuviel. Dann verzaubert aber nicht nur der Duft. Die Wirkstoffe nämlich verschönen und reparieren unser Schutzschild, die Haut, und führen subtil zu innerem Frieden. Ein wahrhaft »göttliches Öl«.

Richtig dosiert, psychisch sehr wirksam

Das Harz mit seinen ätherischen Ölen galt im Altertum als äußerst wertvoll. Nicht von ungefähr heißt es, daß die Heiligen Drei Könige Jesus Gold, Weihrauch und Myrrhe als Geschenke brachten. Myrrhe sollte die persönliche Ausstrahlung verstärken und zu innerem Frieden führen. Die psychische Wirkung wurde bei religiösen Zeremonien sehr geschätzt. Das Harz wurde aber auch in Schönheitssalben, als hochwirksames und vielseitiges Heilmittel und zur Parfumierung verwendet. Die hebräischen Frauen setzten Myrrhe gerne ein, um sinnlicher und verführerischer zu wirken.

Duft und Wirkung

Die Pflanze, aus der das Öl gewonnen wird, ist ein dorniger, kleiner Baum mit spärlichem Blattwerk, der sich unter klimatisch schwierigsten Bedingungen durchsetzen muß, da er vorwiegend in der Wüste wächst. So muß er ähnlich hart im Nehmen sein wie die Teebäume.

Bitter-würzig duftendes Destillat aus dem Harz

Durch Einschneiden der Stämme gewinnt man ein körniges Gummiharz, das zermahlen und destilliert wird. Das so gewonnene ätherische Öl ist gelblich-grünlich mit einem eigenartig bitteren (arabisch *murr* = bitter) und zugleich scharfen Geruch mit würzigem Unterton.

Myrrhe ist pharmakologisch gut untersucht und hat ähnliche Eigenschaften wie Manuka (Seite 41). Es enhält 85 bis 90% Sesquiterpene und ist insbesondere bei Entzündungen des Mund- und Rachenraums außerordentlich hilfreich.

Manuka sehr ähnlich

Myrrhenöl ist allerdings nicht so wirksam gegen Bakterien und Pilze wie Manuka, da ihm die Triketone fehlen. Dies läßt sich jedoch ausgleichen, indem man es mit Niaouli, Tea-Tree oder Palmarosa mischt.

Psychisch wirkt Myrrhenöl ebenso stabilisierend wie Manukaöl, und es schützt genauso vor Reizüberflutung. Die Sesquiterpene mit ihrem Pheromoncharakter (Seite 18) unterstützen in hohem Maße die persönliche Ausstrahlung und Sinnlichkeit.

Kanuka

… fördert die Beweglichkeit von Gelenken und Gedanken

Pflanzenname:	White Tea-Tree, White Manuka, Tree Manuka; Maoriname: Kanuka
Botanischer Name:	*Kunzea ericoides,* vormals *Leptospermum ericoides*
Familie:	*Myrtaceae* (Myrtengewächse)
Vorkommen:	Kanukabäume gelten in Neuseeland als »native trees«, obwohl sie wie Manuka aus Australien stammen.

Rheumamittel der Maoris

Von Kanuka hörte ich zum ersten Mal bei meinem Treck durch den neuseeländischen Urewera-Nationalpark. Bei strahlendem Sonnenschein und ziemlicher Hitze erzählten die Maoris uns von der phantastischen Wirkung des Kanuka bei rheumatischen Beschwerden und Gliederschmerzen. Ich hörte nur halb hin, weil mir dieses Thema sehr weit hergeholt erschien, und bewunderte lieber die mächtigen Bäume mit ihren weichen Blättern und zahllosen Blüten. Sehr viel später, als wir in einen Wolkenbruch gerieten, völlig durchnäßt waren, scheußlich froren und die Steifheit förmlich in den Gliedern hochkriechen fühlten – da wurde mir die Bedeutung von Kanuka in diesem Klima klar.

Ähnlich wie Manuka

Ebenso wie Manuka, besiedeln die Kanukabäume nach Brandrodungen heute weite Buschlandflächen in Neuseeland. Kanuka ist so robust und anpassungsfähig wie Manuka und wächst auf klimatisch unterschiedlichen Standorten von Meeresspiegelhöhe bis 1000 Meter.

Robuster Baum wie alle Tea-Trees

Manuka und Kanuka ähneln sich vom Aussehen her sehr. Kanuka wird jedoch größer und buschiger, bis zu 15 m hoch. Seine ungefähr 1 cm langen Blätter sind weich und haben keine harten Spitzen wie Manuka. Er hat eine dünne, leicht abzuschälende Rinde. Im Sommer ist er übersät von zahlreichen weißen Blüten, die in Blütentrauben (Büscheln) wachsen.

»White Manuka«

Kanuka gehörte bei den Maoris
und den ersten Siedlern Neuseelands zu den traditionellen Heilpflanzen und wurde medizinisch
genauso eingesetzt wie Manuka,
da man der Kanukapflanze die
gleichen Eigenschaften zusprach.
In der Fachliteratur wird kaum
zwischen Manuka und Kanuka
unterschieden. Das mag an dem
Namen liegen, denn Kanuka
wurde von den Siedlern auch
»White Manuka« genannt. Man
hat jedoch sehr bald festgestellt,
daß sich beide Pflanzen therapeutisch hervorragend ergänzen.
Deshalb wurden sie wohl oft
zusammen verwendet, zum Beispiel bei rheumatischen Beschwerden. Nicht umsonst enthält neuseeländisches »Tea-
Tree Oil« beide Öle.

Optimale Ergänzung zu Manuka

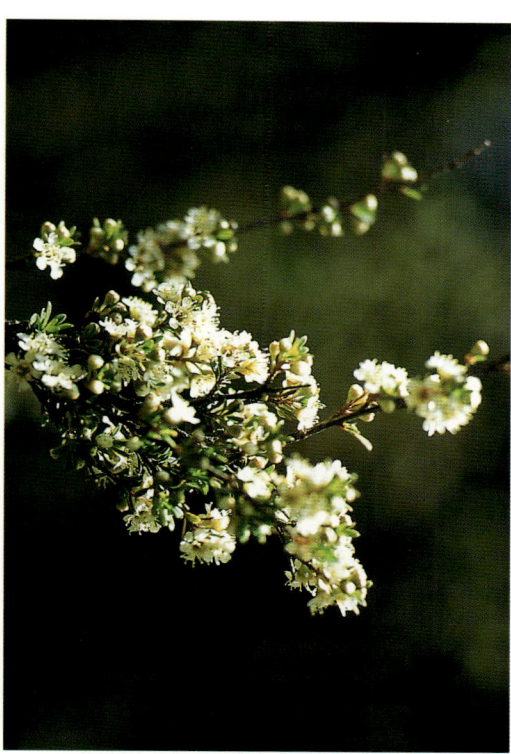

Noch kaum bekannt, aber hoch-wirksam: das ätheri-sche Öl des Kanuka-baums.

Gewinnung und Duft

Das Öl wird aus Zweigen und Blättern durch Wasserdampfdestilla-
tion gewonnen. 80 bis 100 kg Pflanzenmaterial ergeben 1 Liter Öl.
Es ist dünnflüssig und von gelblich-grüner Farbe.
Es duftet krautig, erdig, frisch, streng und tief. Beim ersten Riechen
ist der Duft vielen nicht sehr angenehm. In der Verdünnung jedoch kommt sein frischer, krautiger Ton zur Geltung.
Er mischt sich fantastisch mit Lavendel, Sandelholz, Palmarosa und
Zitrusölen. Auch in höherer Dosierung ist er nicht so dominierend
wie Tea-Tree oder Niaouli.
Ähnlich wie Manuka, ist Kanuka ein wertvoller Duft für Naturpar-
fums, in Körperölen oder in der Duftlampe.

Frischer, krautiger Duft

So hilft es dem Körper

Bei der Anwendung von Kanuka steht bis jetzt die medizinische Seite im Vordergrund. Seine antibakterielle und pilztötende Wirkung ist schwächer als die von Manuka oder Tea-Tree.

Gegen Entzündungen, Schmerzen, Allergien, für Atemwege, Venen und Haut

Im wesentlichen besitzt Kanuka eine antirheumatische und kortisonähnliche Wirkung. Die Nebennierenrindentätigkeit wird angeregt, so daß durch die vermehrte Kortisolausschüttung eine entzündungshemmende und schmerzlindernde Reaktion einsetzt. Auch die Ausschüttung von Entzündungsstoffen wird gebremst. Beides zusammen hat zugleich eine antiallergische Wirkung. Kanukaöl reguliert die Schleimabsonderung; kombiniert mit Niaouli oder Cajeput übt es eine besonders gute Wirkung auf Atemwegserkrankungen wie Bronchitis oder Husten aus.

Die Venen werden gestärkt und tonisiert und dabei das Lymphsystem entlastet. Venenentzündungen können gemeinsam mit Niaouli wirksam gelindert werden.

Kanuka ist ein starker Helfer bei zahlreichen Hautproblemen wie schlechter Heilhaut, Akne, blasser, schlecht durchbluteter Haut, und schwachem Bindegewebe. Ebenso hilft es bei geschwächter Abwehrlage, das Immunsystem zu stärken. Nach meinen Erfahrungen ist Kanuka trotz des hohen Monoterpengehaltes von 65 % hautfreundlich und fantastisch in der vorbeugenden Gesundheitspflege zu verwenden – am besten mit Lavendel und Palmarosa kombiniert.

… und so Geist und Seele

Kanuka ist psychisch ein extrem wirksames Öl: Mit seinem starken und ungewöhnlichen Inhaltsstofftrio Monoterpene (65 %), Sesquiterpenole (7 bis 12 %) und Sesquiterpene (7 bis 11 %) ist es wunderbar in schwierigen Lebenssituationen. Im Gegensatz zu Manuka, das noch mehr das Nervenkostüm schützt, gibt Kanuka vor allem Kraft, Power und Lebensfreude.

Gibt Kraft und Lebensfreude

Auch hier habe ich die Pflanze vor Augen: Dieser filigrane Baum (oder Busch je nach Standort) »beißt« sich auf den unterschiedlichsten und sehr kargen Standorten durch. Durch seine weichen, kleinen Blätter wirkt er zart und nachgiebig, aber mit seinen Inhaltsstoffen ist er ein »Kraftpaket«.

Der »Kanuka-Typ« Kanukaöl paßt besonders gut zu Menschen, die weich und nachgiebig sind und sich schnell entmutigen lassen. Der herbe Duft hilft, die »leeren Batterien« wieder aufzuladen. Er gibt innere Wärme, stärkt nicht nur körperlich, sondern auch seelisch den Rücken, läßt einen wieder offen werden für andere Menschen.

Die Noradrenalin- und Dopaminproduktion (Seite 14) wird angeregt, was für eine optimistische Stimmung sorgt. Die Produktion von Streßhormonen wird reguliert, das bloßliegende Nervensystem geschützt.

Besonders in der kalten Jahreszeit, wenn man sich fröstelnd in sich zurückzieht, mobilisiert es neben den körperlichen Abwehrkräften auch die notwendige seelische Widerstandskraft, damit die Nase nicht bald im wahrsten Sinne des Wortes »voll« ist.

Kanuka bewirkt mehr innere Struktur und Klarheit des Geistes. Festgefahrene Denkmuster, die oft auch zu körperlicher und seelischer Verhärtung führen, werden gelockert. Man ist für neue Ideen aufnahmefähig und kann sich dabei auf das Wesentliche konzentrieren.

Sehr hilfreich für mutlose Kinder Kanukaöl in Verbindung mit Lavendelöl ist besonders hilfreich bei Kindern, die mutlos und enttäuscht mit hängenden Schultern aus Kindergarten oder Schule kommen. Auch wenn ein Schicksalsschlag einem Menschen »den Rücken gebeugt« hat, wirkt diese Mischung seelisch stärkend und aufrichtend.

Kanukaduft hat eine leicht erotisierende Wirkung durch seinen Pheromoncharakter (Seite 18). Damit unterstützt er die persönliche Ausstrahlung eines Menschen und gibt ihr etwas Verführerisches.

Noch nicht zu haben

Wie bei Manuka habe ich auch für Kanuka nach einem Ersatzöl gesucht, denn in Europa ist Kanukaöl noch weitgehend unbekannt.

Als Ersatz Kiefernnadel- oder Weihrauchöl Kiefernnadelöl (Seite 50) ist mit seinem hohen Monoterpengehalt dem Kanukaöl in vieler Hinsicht ähnlich.

Auch Weihrauchöl hat vergleichbare Inhaltsstoffe und Wirkungen. Das ist insofern spannend, als Manuka und Kanuka ein »Paar« für die Maoris sind, so wie Weihrauch und Myrrhe bei uns im europäischen Altertum (Seite 44). Wer den Duft von Weihrauchöl mag, das übrigens völlig anders riecht als sein Harz, kann es ebenfalls als Ersatz für Kanukaöl nehmen.

Kiefernnadel

... statt Kanuka

Pflanzenname:	Kiefer, gemeine Kiefer, Föhre
Botanischer Name:	*Pinus sylvestris*
Familie:	*Abiaceae* (Kieferngewächse)
Vorkommen:	Europäischer Raum

Stellen Sie sich einen warmen Sommertag in einem sonnendurchfluteten Kiefernwald vor. Sie atmen tief durch, spüren die Ruhe und das wunderbare Gefühl, mit der Natur eins zu sein. Sie fühlen sich wohl und gestärkt, so als würden Ihre Batterien wieder aufgetankt. Der Alltagsärger fällt ab, Klarheit kommt in Ihre Gedanken.

Wohltuender Duft des Waldes

Duft und Wirkung

Wie Kanuka ist auch die Kiefer ein äußerst anpassungsfähiger und robuster Baum.

Kiefernnadelöl wird durch Wasserdampfdestillation der Nadeln und Zweige gewonnen und duftet würzig-harzig-frisch. Es enthält 75 bis 85 % Monoterpene, wirkt anregend und erwärmend, mit ebenso starken antirheumatischen und kortisonähnlichen Eigenschaften wie Kanukaöl. Durch den hohen Monoterpengehalt ist es jedoch hautreizender als Kanuka und sollte bei zarter Haut und für Kinder mit Lavendel gemischt werden. Es ist nicht so stark antibakteriell, immunstimulierend, venen- und bindegewebsstärkend und hormonell ausgleichend, da ihm die Sesquiterpenole fehlen. Durch Mischung mit Niaouli läßt sich dies aber ausgleichen. Seelisch wirkt Kiefernnadelöl ähnlich stärkend wie Kanukaöl, als rechtes »Kraftpaket«. Es vitalisiert und regeneriert die seelischen und körperlichen Abwehrkräfte.

Die Mischung macht's

Ergänzend: Lavendel

*… die Säule der Aromatherapie –
schafft Harmonie auf allen Ebenen*

Achten Sie auf die richtigen Sorten!

Ölvarianten:	Lavendel fein (von Pflanzen ab 1000 m Höhe) und Lavendel extra (Wildwuchs ab 1500 m Höhe)
Pflanzenname:	Echter Lavendel Das hier beschriebene Lavendelöl sollte nicht mit Lavandin, Speiklavendel oder Schopflavendel verwechselt werden
Botanischer Name:	*Lavandula angustifolia, Lavandula officinalis, Lavandula vera* Familie: *Lamiacae* (Lippenblütler)
Vorkommen:	im gesamten Mittelmeerraum

Lavendelöl ist ein ganz besonderes ätherisches Öl. Mit seiner außergewöhnlichen Vielfalt an Inhaltsstoffen hat es ein enormes Wirkspektrum. Deshalb ist es auch die optimale Ergänzung in vielen Mischungen, da es die anderen Öle in ihrer Wirkungsweise sehr unterstützt.

Katalysator in vielen Mischungen

Allen Teebaum-Ölen verleiht der blumig-krautige, frische Duft eine neue, angenehme Note, die mögliche Widerstände gegen die intensiv, teilweise medizinisch riechenden Teebaum-Öle abbaut. Übrigens ist Lavendel ein wichtiges Element in vielen Herrenparfums.

Körperliche und seelische Wirkung

Nachgewiesenermaßen hat Lavendelöl viele pharmakologische Wirkungen. Es ist in seinen medizinischen Indikationen ebenso vielfältig wie in seiner regulierenden Wirkung im Netzwerk der Botenstoffe. Lavendelöl wirkt unter anderem stark gegen Bakterien, Viren und Pilze, ist durchblutungsfördernd, schmerzlindernd, entkrampfend, entspannend, wundheilend, hautregenerierend, entzündungshemmend, immunstimulierend, außerdem psychisch ausgesprochen stimmungsaufhellend, beruhigend und streßlösend. Insbesondere die Monoterpenole (25 bis 35 %) und der hohe Estergehalt (40 bis 50 %) machen die große psychische Kraft aus.

Ein besonders vielseitiges Öl

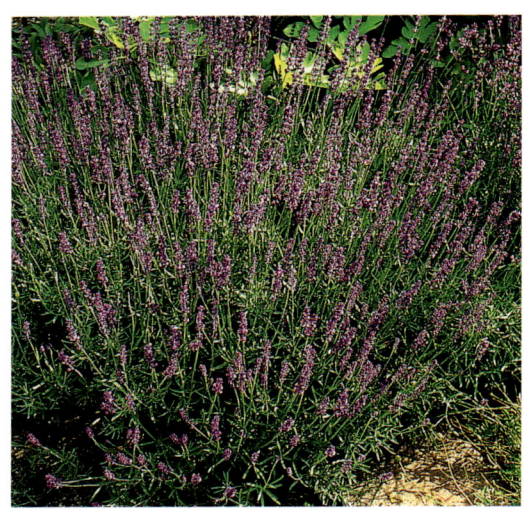

Denn Ester sind in der Lage, die Produktion des Botenstoffs Serotonin anzukurbeln, der bei Dauerstreß, Hektik und Reizüberflutung absinken kann. Daher glättet Lavendelöl sanft Emotionen, stimmt gelassen und freundlich. Seine hervorragende Stellung in der Aromatherapie verdankt es seiner entspannenden Wirkung und macht es zu einem idealen Partner der Teebaum-Öle. Es löst Ängste, die bei jeder Krankheit mit im Spiel sind und fördert den Heilungsprozeß. Auf diese Art können Teebaum-Öle ihre große Wirksamkeit besonders gut **Mit großer psychischer Kraft** entfalten. Aber auch der normale Alltag wird mit Hilfe von Lavendelöl gelassener, entspannter und fröhlicher angegangen, während Teebaum-Öle für Wachheit und Schwung sorgen.

Das Öl des Echten Lavendels ist der ideale »Partner« für Teebaum-Öle

Auch die extreme Hautfreundlichkeit des Lavendels erweitert die Einsatzmöglichkeiten der Teebaum-Öle, denn in Kombination mit Lavendelöl können diese bei allen Hauttypen und auch in höheren Konzentrationen verwendet werden.

Ergänzend: Palmarosa

… entspannt und schützt Herz, Nerven und Haut

Pflanzenname:	Palmarosa
Botanischer Name:	*Cymbopogon martini, var. motia*
Familie:	*Poaceae* (Süßgras)
Vorkommen:	Indien, Nepal, Brasilien, Guatemala

Das Öl von Palmarosa wird aus dem 3 m hohen, indischen Süßgras gewonnen. In der Aromatherapie führt es mit seinem zarten, wenig spektakulären Duft zu Unrecht noch ein Schattendasein. Schließlich ist es extrem hautfreundlich und reich an hochwirksamen In- **Wirksamer, zarter Duft** haltsstoffen – und deshalb lange schon eines meiner liebsten Öle. Von besonderer Bedeutung ist gerade sein zarter, unaufdringlicher, blumig-rosiger Duft mit grasigem Unterton, der Mischungen mit Teebaum-Ölen die Strenge nimmt und zu einem angenehmen Dufterlebnis führt.

Körperliche und seelische Wirkung

Körperlich wirkt Palmarosa sehr stärkend auf das Immunsystem und ausgleichend auf Herz-Kreislauf- und Nervensystem. Es hilft, Streß abzubauen, da es regulierend auf übermäßige Streßhormon-produktion einwirkt. Es schützt das Nervensystem und die Haut-nerven.

Sehr haut-freundlich, tonisierend, nerven-schützend

Es ist zudem ein ideales Öl für empfindliche Haut, die zu unter-schiedlichen Hautproblemen neigt, da es die körpereigene Haut-flora wieder aufbaut – ebenso wie Lavendel ist Palmarosa eines der hautfreundlichsten Öle, auch in höherer Konzentration.
80 bis 85 % Monoterpenole und 12 % Ester geben dem Öl eine be-sonders starke seelische Wirkung.
Nur wenige Öle, wie Rosenholzöl und Linaloeholzöl, haben eine ähnlich stimulierende Kraft bei Müdigkeit, Lustlosigkeit und de-pressiven Verstimmungen und wirken zugleich beruhigend und entspannend, ohne müde zu machen. Diese Doppeleigenschaft wird auch »tonisierend« genannt, das heißt, ein Zustand natürli-cher Spannung wird herbeigeführt. Das ist besonders hilfreich für nervöse, unruhige Menschen, die schnell zu Herz-Kreislauf-Pro-blemen (ohne organische Ursache) neigen.

Außer-gewöhnlich stimulierend und ent-spannend

Die hervorragenden Eigenschaften des Palmarosaöls sollte man in Mischungen mit den verschiedenen Teebaum-Ölen nutzen. Es ist vor allem hochwirksam in der Pilztherapie, unterstützt aber ebenso die antibakterielle und antivirale Wirkung der Teebaum-Öle und ermöglicht deren Anwendung auch bei empfindlichster Haut, während gleichzeitig der psychische Powereffekt der Teebaum-Öle ausgeglichen wird.

Macht Tee-baum-Öle noch ver-träglicher

Universell sind diese Mischungen bei allen Altersstufen, Hauttypen und besonders gut auch bei kleinen Kindern anzuwenden.

Die fünf Teebaum-Öle auf einen Blick

Alle sind hautfreundlich, hautregenerierend, entzündungshemmend, nicht toxisch (ungiftig), antivira

Name	Tea-Tree *Melaleuka alternifolia*	Cajeput *Melaleuka cajeputi*
Herkunft	Australien, Indien, Malaysia, Südafrika	Indonesien, Australien
Hauptinhaltsstoffe	Monoterpene 40-45 % Monoterpenole 35-45 % Oxide (Cineol) 3-15 % Sesquiterpene ~ 6 %	Oxide (Cineol) 50-60 % Monoterpene ~ 25 % Monoterpenole ~ 12 % Sesquiterpene 3 %
körperliche Wirkungen	antibakteriell! (insbesondere bei Harnwegsentzündungen), antimykotisch, hautregenerierend, diuretisch bzw. aquaretisch, schmerzstillend, durchblutungsfördernd, antirheumatisch, entzündungshemmend	antiinfektiös, antibakteriell (insbesondere bei Atmungsorganen)!, antiviral, antirheumatisch, schmerzlindernd!, schleimlösend, auswurffördernd, fiebersenkend, schweißtreibend, durchblutungsanregend, erwärmend, hautpflegend, hautstraffend
geistig-seelische Wirkungen	sehr vitalisierend, fördert Durchsetzungskraft, angstlösend, stimmungshebend	nervenstärkend, konzentrationsfördernd, geistig klärend, psychisch stimulierend, anregend, angstlösend, seelisch aufrichtend
körperliche Indikationen	Harnwegsentzündungen, rheumatische Beschwerden (insbesondere Lendenwirbelbereich), Wunden, Akne, fettige Haut	Atemwegsinfektionen, Hals-Nasen-Ohrenentzündungen, Blasenentzündungen, rheumatische Beschwerden, Nervenschmerzen, Muskelverspannungen, Hautprobleme wie Akne, fettige Haut, alternde Haut
geistig-seelische Indikationen	psychische Ermüdung, Erschöpfungszustände, Lustlosigkeit, Antriebslosigkeit, Unsicherheit, Überempfindlichkeit, Angst	Konzentrationsschwierigkeiten, geistige Blockade, unklare Gedanken, Mutlosigkeit, Antriebslosigkeit, Ziellosigkeit, Traurigkeit

...antimykotisch. Erläuterungen der Fachbegriffe finden Sie in den ausführlichen Beschreibungen.

Niaouli *Melaleuka viridiflora*	**Manuka** *Leptospermum scoparium*	**Kanuka** *Kunzea ericoides*
Madagaskar, Neukaledonien, Australien	Neuseeland	Neuseeland

Oxide (Cineol) 40-60% Monoterpene 15-20% Sesquiterpenole 10-15% Monoterpenole 7-12% Sesquiterpene 2-3 % Schwefelverbindungen < 0,5 %	Sesquiterpene 60-68% Triketone 20-25% Sesquiterpenole 5-6% Monoterpene 2-3%	Monoterpene ~ 65% Sesquiterpenole 7-12% Sesquiterpene 7-11% Monoterpenole ~ 5% und viele weitere
antiseptisch!, antibakteriell!, antiviral!, antimykotisch, schleimlösend, fiebersenkend, schmerzstillend, venenstärkend, lymphanregend, entzündungshemmend, wundheilend, gewebestraffend, hautschützend und -regenerierend, immunstimulierend!, hormonell ausgleichend	schmerzstillend, antihistaminisch!, antibakteriell!, antimykotisch!, entzündungshemmend!, auswurffördernd, hautregenerierend, juckreizstillend, schmerzstillend, antiallergisch	antirheumatisch, nebennierenrindenanregend, kortisonähnlich!, entzündungshemmend, schmerzlindernd, durchblutungsfördernd, antiseptisch und schleimregulierend im Atmungstrakt, venenstärkend, lymphanregend, immunstimulierend!, allgemein hormonell ausgleichend
geistig und psychisch stimulierend, gelassen stimmend, Pheromoncharakter	psychisch stark stabilisierend!, Nervensystem schützend, Pheromoncharakter	stabilisiert seelische Abwehrkräfte!, löst aus festgefahrenen Gedanken, stimmungsanregend und -hebend, vitalisierend, Pheromoncharakter
Atemwegsinfektionen, Hals-Nasen-Ohrenentzündungen, Zahnfleischentzündungen, Vaginalmykosen, schwaches Bindegewebe, Besenreiser, Krampfadern, Hämorrhoiden, geschwächte Abwehrlage, vorbeugend bei Strahlentherapie	bakterielle Infektionen, Pilzerkrankungen (insbesondere Candida albicans), Bronchitis, rheumatische Beschwerden, Arthrose, Arthritis, Akne, gereizte und juckende Haut, Schuppenflechte, schlechte Heilhaut	Bronchitis, rheumatische Beschwerden, Bindegewebsschwäche!, Krampfadern, schlechte Heilhaut, Akne, geschwächte Abwehrlage!, Rekonvaleszenz
Konzentrationsschwierigkeiten, unklare Gedanken, geistige Blockade, psychisches Ungleichgewicht und Müdigkeit, Traurigkeit, Angst	Übererregbarkeit, Reizüberflutung, Nervosität und Unruhe, »Nervenbündel«; fördert die Ausstrahlung!	psychische Müdigkeit, psychisches Ungleichgewicht, Mutlosigkeit, Angst, Lethargie; gibt Kraft, sich durchzusetzen

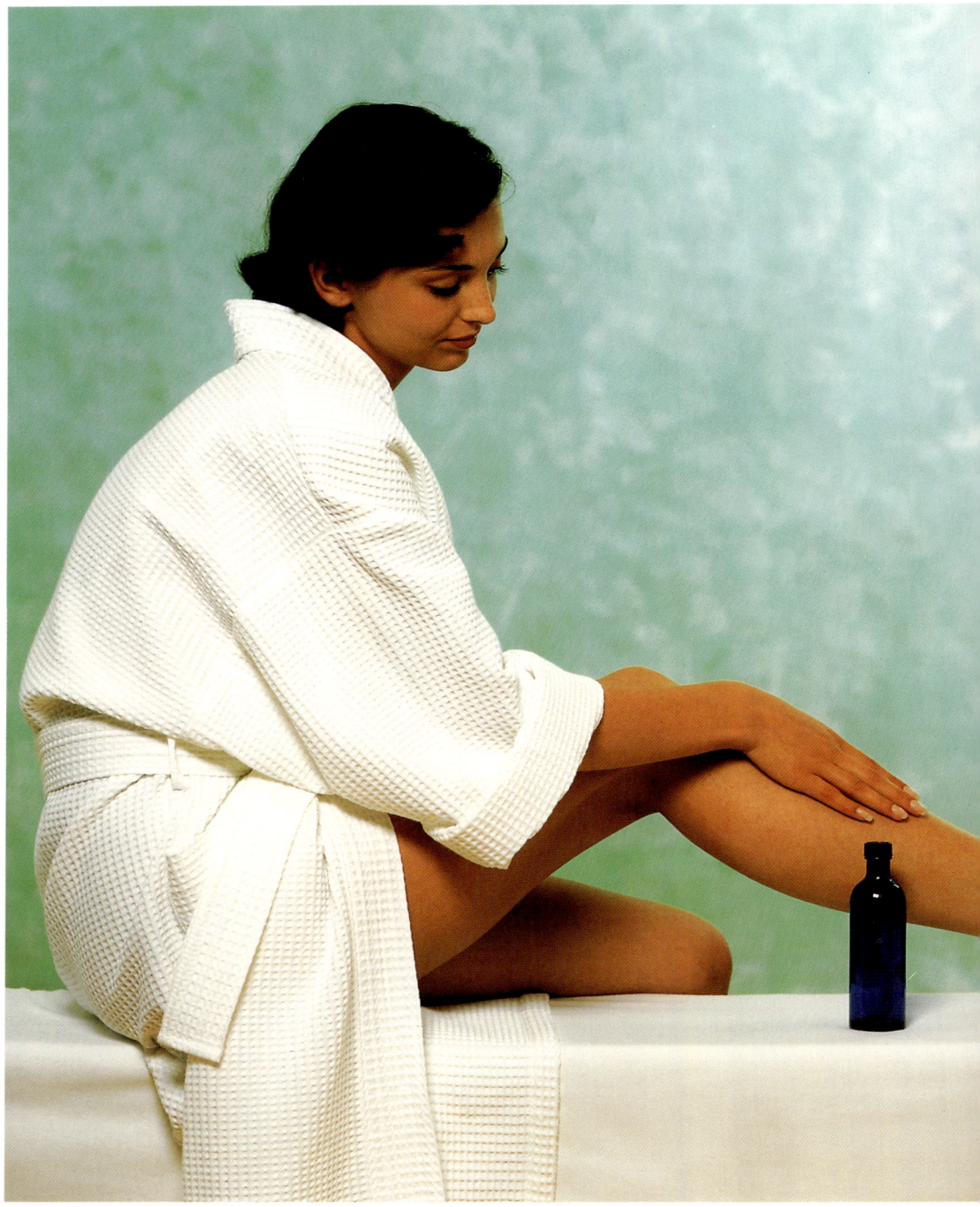

Die Hausapotheke für die ganze Familie

Abwehrkräfte stärken und gleichzeitig die Haut sanft pflegen, viele Beschwerden auf einfache Weise lindern und der Seele gut tun – das Wirkspektrum der Teebaum-Öle ist beeindruckend, die Anwendung ganz unkompliziert, und der Erfolg ist Ihnen sicher.

Tips für die Praxis

Die Selbstbehandlung mit Tee-baum-Ölen ist eigentlich ganz einfach – wenn Sie ein paar Grundregeln im Umgang mit den hochwirksamen pflanzlichen Mitteln beachten.

Der Umgang mit den Ölen

Auf Qualität achten

Für die aromatherapeutische Anwendung ist es wichtig, daß Sie qualitativ einwandfreie Öle verwenden. Die beste Chance, gute Öle zu bekommen, haben Sie in der Regel in Naturkost-läden und Apotheken. Zwei Kriterien weisen auf Qualität hin: Erstens der Preis – Billigöle sind oft mit anderen Sorten ver-schnitten oder eventuell sogar mit synthetischen Ölen ge-streckt und haben dann nicht die beabsichtigte Wirkung! Außerdem ist die Bereitschaft des Herstellers wichtig, über die Herkunft seiner Öle Auskunft zu geben; diese Angaben sollten Sie auf dem Fläschchen oder in der Preisliste finden:

Kriterien: Preis und Deklaration

- »100% reines ätherisches Öl« (nicht »naturidentisch«)
- deutscher und lateinischer Pflanzenname
- Der Pflanzenteil, aus dem das Öl gewonnen wurde
- Ursprungsland
- »aus kontrolliert-biologi-schem Anbau«, »aus Wild-sammlung« oder ausgesuchte Produkte aus konventionellem Anbau, rückstandsgeprüft.
- Gewinnungsverfahren
- Füllmenge in ml oder g
- Chargen(Kontroll-)nummer

Wichtige Hersteller-angaben

Mischungen herstellen

▶ Stehen mehrere Mischungen zur Wahl, suchen Sie anhand der Ölbeschreibungen die für Ihre Beschwerden passende aus.

▶ Geben Sie Grundmischun-gen aus ätherischen Ölen in 5-ml-Braunglasfläschchen (80 bis 100 Tropfen passen hinein). Oder Sie tropfen die im Rezept angegebene Menge direkt in die Trägersubstanz, zum Bei-spiel in ein Trägeröl (Seite 61).

▶ Schwenken Sie die Flasche mehrmals, um die Öle gut zu vermischen.

Auswahl

Grund-mischungen

Kleinere Mengen
▶ Wenn Sie Ihre eigene Mischung oder eine kleinere Portion machen wollen: Für eine Teilmassage geben Sie 3 bis 5 Tropfen ätherische Öle

Grenzen der Selbstbehandlung

● Alltagsbeschwerden können Sie gut selbst mit Teebaum-Ölen behandeln. Achten Sie aber bitte auf meine Hinweise, bei welchen Symptomen Sie zu Arzt/Ärztin oder Heilpraktiker/-in gehen müssen. Sie sollten sie oder ihn auch aufsuchen, wenn sich Ihre Beschwerden nicht spätestens nach 3 bis 5 Tagen bessern oder wenn sie nach Absetzen der ätherischen Öle wiederkommen.
● Schwerere Erkrankungen können Sie nicht selbst behandeln!
Oft sind ätherische Öle aber eine sinnvolle Ergänzung der ärztlichen oder heilpraktischen Therapie, da sie auch der Seele gut tun und damit den Heilungsprozeß fördern.
● Halten Sie sich bitte genau an die Rezepte und die angegebenen Dosierungen, und beachten Sie die Anleitungen.
Denn es gilt zu bedenken, daß ätherische Öle hochwirksame Mittel sind, die – falsch verwendet oder zu hoch dosiert – eventuell Nebenwirkungen wie Kopfschmerzen oder Übelkeit verursachen können! Insbesondere, wenn es sich um nicht 100 % reine oder nicht rückstandsgeprüfte Öle handelt. Solche Produkte können wegen chemischer Rückstände auch allergische Reaktionen auslösen.

oder Grundmischung auf etwa 5 ml Trägeröl ($1/2$ bis 1 Eßlöffel). Für eine Ganzkörpermassage geben Sie in 1 bis 2 Eßlöffel Trägeröl (etwa 10 ml) 2 bis 3 Tropfen ätherische Öle. Praktisch ist es, die Öle in einem Eierbecher anzurühren.

Richtig aufbewahren

So halten sich Teebaum-Öle viele Jahre lang
▶ Um ätherische Öle und Mischungen vor Licht, Luft und zu hohen Temperaturen zu schützen, sollten sie immer in Lichtschutzfläschchen gut verschlossen bei normaler Zimmertemperatur aufbewahrt werden. Solche braunen oder blauen Glasfläschchen erhalten Sie in Größen ab 5 ml in Naturkostläden und Apotheken.
▶ Beschriften Sie Ihre Fläschchen immer mit Verwendungszweck, Herstellungsdatum und gegebenenfalls dem Haltbarkeitsdatum des Trägeröls.
▶ Bewahren Sie ätherische Öle kindersicher auf!

Die Anwendung

Rezepte finden Sie ab Seite 63
Ätherische Öle lassen sich auf ganz unterschiedliche Weise anwenden, da sie sowohl über die Nase als auch über Haut, Schleimhaut und Magen-Darm-Trakt ihre Wirkung entfalten.

Innerliche Einnahme

In der Regel nur auf Verordnung Die innerliche Einnahme von ätherischen Ölen sollte die Ausnahme bleiben und normalerweise nur in Absprache mit dem Therapeuten/der Therapeutin erfolgen.

Bei einigen Beschwerden kann ich sie aber auch zur Selbstbehandlung empfehlen: Tea-Tree, Manuka, Kanuka und Lavendel können nach Rezept kurzfristig, nicht länger als 2 Wochen, eingenommen werden.

▶ Tropfen Sie das ätherische Öl auf etwas Zucker oder Honig, und behalten Sie es ungefähr 2 bis 3 Minuten im Mund; anschließend schlucken Sie es hinunter. So wird das ätherische Öl gut über die Schleimhäute aufgenommen (Seite 12).

Inhalation

Die Öle sehr niedrig dosieren ▶ In eine Schüssel mit heißem Wasser geben Sie 2 bis 3 Tropfen der bei der Beschwerde vorgeschlagenen Grundmischung, für Kinder nur 1 Tropfen. Legen Sie sich ein Handtuch über den Kopf, und atmen Sie ungefähr 5 Minuten lang die Dämpfe ein, 2- bis 3mal täglich. *Wichtig:* Wegen der Verbrühungsgefahr Kinder und gebrechliche Menschen dabei nicht allein lassen.

Vollbad und Fußbad

Die ätherischen Öle müssen immer in Verbindung mit einem Emulgator, zum Beispiel süßer Sahne, Pflanzenöl, Honig oder Meersalz, verwendet werden, da sie nicht wasserlöslich sind und pur die Haut reizen könnten.

Wichtig: ein Emulgator

▶ Für ein *Vollbad* vermischt man 2 Eßlöffel Sahne oder 1 Eßlöffel Honig oder Pflanzenöl mit etwa 5 bis 8 Tropfen ätherische Öle.

Für Kinder die halbe Dosis, für Babys 1 Tropfen Palmarosa oder 1 Tropfen Lavendel.

Die Badetemperatur sollte nicht über 38 °C liegen und das Bad höchstens 15 Minuten dauern.

Die heißen Dämpfe sind vor allem bei Erkältungen sehr wirksam.

▶ Für ein warmes *Fußbad* mischen Sie 2 bis 3 Tropfen ätheri-

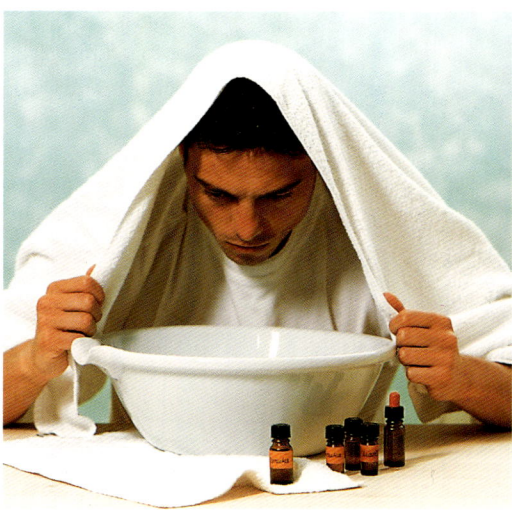

sche Öle in etwa 1 Eßlöffel Meersalz oder Emser Sole (aus der Apotheke) oder Pflanzenöl.

Körperöl

Für sanfte Massagen
▶ Mischen Sie Ihr Körperöl nach Rezept; verreiben Sie es sanft auf den betroffenen Stellen oder dem ganzen Körper. Bei Massagen des Bauch- und Lendenwirbelbereichs verstreichen Sie das Öl immer im Uhrzeigersinn. Wiederholen Sie die Massage 2mal täglich.

Duftlampe

▶ Geben Sie erst Wasser, dann die ätherischen Öle hinein.
Ein Hauch von Duft reicht aus
▶ Die Dosierung richtet sich nach der Raumgröße: Bei kleinen Räumen reichen oft insgesamt 3 Tropfen ätherische Öle, bei Räumen ab etwa 16 m^2 sind 8 bis 10 Tropfen möglich.

Pure Anwendung

bei Wunden, Verbrennungen, Insektenstichen, Pickeln.
Erste Hilfe
▶ 1 bis 4 Tropfen ätherisches Öl pur aufträufeln oder -tupfen und eindringen lassen. Mehrmals am Tag wiederholen.

Info: Außerdem werden die Öle auch in Haar- und Hautpflegemitteln angewendet (Seite 83).

Die Trägeröle

Für Massagen werden ätherische Öle in fetten Ölen verdünnt, die besonders hautverträglich sind und selbst pflegende und heilende Eigenschaften haben.
Oft ergänzen sie sich übrigens, wie die ätherischen Öle, in Mischungen besonders gut.

Aloe-vera-Gel und -Öl

Die Aloe vera ist eine agavenähnliche Wüstenpflanze, deren Inhaltsstoffe sehr hilfreich bei Wundheilung, Hautproblemen und Hautpflege sind. Sie wirken immunstimulierend, entgiftend, leicht antimykotisch, antiviral und antibakteriell.
Balsam für die Haut
Aloe-vera-Gel ist die hochwirksame, gallertartige Flüssigkeit der Blätter.
Aloe-vera-Öl ist ein Frischpflanzenauszug (Mazerat) aus den Blättern mit Sojaöl. Es hat ähnliche Wirkungen wie das Gel, ist aber wesentlich verdünnter und nicht ganz so wirkungsvoll wie dieses.

Johanniskrautöl

Johanniskrautöl ist ein Auszug (Mazerat) aus den Blüten des Johanniskrauts mit Olivenöl. Es wirkt wundheilend und entzündungshemmend, hilft bei
Besonders heilsam

Hautproblemen und rheumatischen Beschwerden, während es gleichzeitig die Nerven (auch die Hautnerven) beruhigt und die Muskulatur entspannt. Das Öl kann in seltenen Fällen Pigmentflecken verursachen, wenn es direkt vor dem Sonnenbad aufgetragen wird. Es gibt allerdings neue Untersuchungen, die diese Wirkung nicht bestätigen.

Jojobaöl

Flüssiges Wachs mit Sonnenschutz

Jojobaöl ist eigentlich kein Öl, sondern ein flüssiges Wachs, das aus den olivengroßen Samen der Wüstenpflanze gewonnen wird. Es kann nicht ranzig werden und zeichnet sich durch größte Hautverträglichkeit aus, reguliert den Fettfeuchtigkeitsmantel der Haut, bietet einen Sonnenschutzfaktor von 3 bis 4 und fördert gleichmäßige Bräunung.

Macadamianußöl

Besonders für strapazierte Haut

Die Nüsse des Baums aus dem Südseeraum und Australien schmecken sehr gut und liefern ein Öl, das lange haltbar und reich an kostbaren Inhaltsstoffen ist. Es enthält Fettsäuren, die unseren körpereigenen sehr ähnlich sind; sie wirken feuchtigkeitsregulierend und regenerierend. Macadamianußöl ist die ideale Pflege für Gesicht, Körper und Haare und besonders hilfreich, wenn Haut oder Haare sehr trocken und regenerationsbedürftig sind.

Süßes Mandelöl

Sehr hautpflegend

Es wird aus süßen Mandeln gepreßt und zeichnet sich durch stark hautpflegende Eigenschaften aus, wird allerdings relativ schnell ranzig.

Mohnblütenöl

Hilfe bei Schmerzen

Mohnblütenöl gewinnt man durch Auszug (Mazeration) der Mohnblüten in Olivenöl. Es wirkt erwärmend, durchblutungsfördernd und bei allen Schmerzzuständen und rheumatischen Beschwerden sehr lindernd. Kombiniert mit ätherischen Ölen ist es so wirksam, daß Schmerzmittel reduziert werden können. *Vorsicht:* Das Öl ist sehr anregend! Keine Körpermassagen vor dem Schlafengehen.

Olivenöl

Mit kräftigem Eigengeruch

Wird durch Kaltpressung aus dem Fruchtfleisch der Oliven gewonnen. Es wirkt sehr pflegend und ist gut haltbar.

Hilfe für den Körper

Zur Stärkung des Immunsystems

Wer häufig krank wird, sollte unbedingt etwas zur Stärkung der körpereigenen Abwehrkräfte tun. Sind diese geschwächt, kann das sehr unterschiedliche Ursachen haben: Ernährungsfehler (Buchtip Seite 93), Hochleistungssport, Umweltgifte, Alkohol-, Nikotin-, Medikamentenmißbrauch, Allergien, langandauernde Therapien (zum Beispiel mit Antirheumatika, Antibiotika, Zytostatika). Die entscheidende Rolle spielen jedoch Streß und emotionale Störungen wie depressive Verstimmungen oder Ängste. Hier sind Teebaum-Öle nachgewiesenermaßen sehr hilfreich. Neben ihrer starken immunstimulierenden Wirkung lösen Manuka und Kanuka Ängste, bringen psychisches Gleichgewicht, geben Kraft und Power; Lavendel und Palmarosa bringen dem hektischen Europäer die nötige Ruhe und Erholungsphase, stärken das Herz und führen zu innerer Gelassenheit.

Für den geschwächten Körper

... und die gestreßte Seele

Grundmischung 1

Manuka	15 Tr.
Kanuka	15 Tr.
Palmarosa	25 Tr.
Lavendel	25 Tr.

Grundmischung 2

Manuka oder Myrrhe	12 Tr.
Kanuka oder Kiefer	12 Tr.
Palmarosa	16 Tr.
Lavendel	16 Tr.
Zitrone	24 Tr.

Grundmischung 3

Palmarosa	20 Tr.
Cajeput	20 Tr.
Tea-Tree	12 Tr.
Niaouli	8 Tr.
Zitrone	20 Tr.

Zitronenöl wirkt stark immunstimulierend und gibt dem Duft eine anregende Frische.

▶ Die folgenden Anwendungen können Sie gemeinsam oder einzeln einsetzen. Nach überstandener Krankheit kurmäßig 4 Wochen lang anwenden.

▶ Körperöl zur täglichen Pflege: 20 Tropfen einer Grundmischung in 100 ml Macadamianußöl oder Jojobaöl geben. Nach dem Duschen den ganzen Körper damit einreiben.

▶ Teilmassage: 50 Tropfen Grundmischung auf 100 ml Jo-

Europäische »Maorimischung«

Hilfreich auch zur Rekonvaleszenz

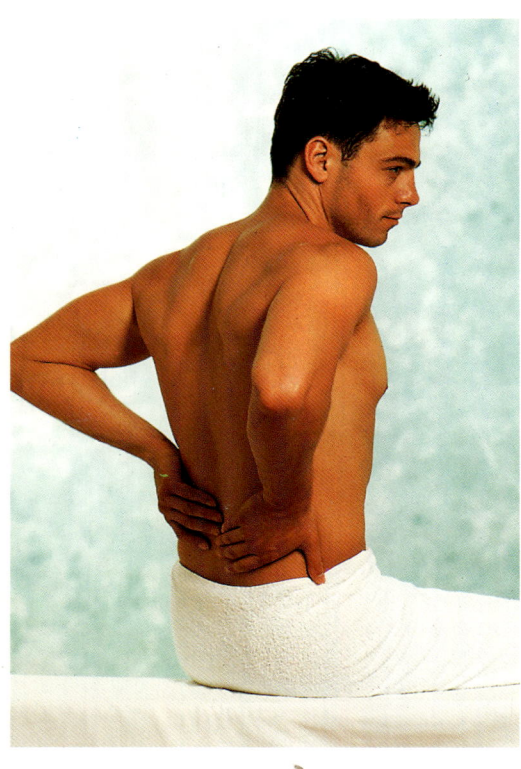

Hals-Nasen-Ohren...

Atemwegserkrankungen entstehen durch Bakterien-, Virus- oder Pilzinfektionen der Luftwege (Nase, Rachen, Kehlkopf, Lunge) und führen zu entzündlichen Veränderungen der Schleimhäute.

Hilfe bei Atemwegs- erkrankungen

Die Teebaum-Öle wirken hier antibakteriell, antiviral, krampflösend (Husten), auswurffördernd, schleimlösend, schleimhautregenerierend und schleimproduktionregulierend.
Daneben werden Immunsystem und Psyche nachhaltig gestützt.

Wichtig: Einfache Erkältungsbeschwerden können Sie gut selbst behandeln. Wenn jedoch Beschwerden wie Halsschmerzen mit Schluckbeschwerden oder Druck im Kopf, Kopf- und Gliederschmerzen und/oder hohes Fieber hinzukommen, gehen Sie bitte unbedingt zum Arzt oder Heilpraktiker!

Wenn die Beschwerden schlimmer sind

Über die Haut dringen ätherische Öle schnell ein und entfalten im Körper ihre große heilende Kraft.

joba- oder Macadamianußöl oder ein Gemisch von beidem geben und damit 2mal täglich Bauch, Lendenwirbelbereich und möglichst auch die Füße massieren.
▶ Duftlampe (Seite 61): Geben Sie 3 bis 10 Tropfen von Grundmischung 2 oder 3 ins Wasser.
▶ Vollbad (Seite 60): 6 Tropfen Grundmischung in 1 Eßlöffel Trägeröl, Sahne oder Honig verrühren und ins Badewasser geben, 2mal wöchentlich anwenden.

Schnupfen

Damit aus dem Schnupfen keine weiteren Erkrankungen entstehen, sollte er gleich mit einem Nasenöl und mit Emser Sole (Spray, aus der Apotheke) behandelt werden.

Grundmischung

Niaouli	10 Tr.
Cajeput	10 Tr.
Manuka oder Myrrhe	10 Tr.
Kanuka oder Kiefer	10 Tr.

▶ Für ein Nasenöl geben Sie in ein Fläschchen mit Tropfer 10 Tropfen der Grundmischung auf 10 ml Macadamianußöl. Je nach Bedarf mehrmals täglich 2 bis 3 Tropfen in die Nase geben, Kindern von 3 bis 8 Jahren die Hälfte.

Intensive Behandlung mit allen Anwendungen wirkt hier am besten

▶ In die Emser Sole geben Sie 2 bis 4 Tropfen Grundmischung. Vor Gebrauch schütteln und 2- bis 3mal täglich anwenden.

▶ Zum Inhalieren (Seite 60): 3 Tropfen Grundmischung in eine Schüssel mit heißem Wasser geben, für Kinder 1 Tropfen.

▶ Zum Einreiben: Entweder von der Grundmischung oder von der »Erste-Hilfe-Mischung« (Seite 81) 10 Tropfen auf 20 ml Jojobaöl geben; Brust und Rücken damit mehrmals täglich einreiben.

▶ Weiterführende Maßnahmen: 2mal täglich ein Fußbad (Seite 60) mit 3 Tropfen Grundmischung machen. 5 bis 10 Minuten bei ungefähr 37 °C die Füße baden.

Tip: Siehe auch »Allergischer Schnupfen und Fließschnupfen«, Seite 68.

Nebenhöhlen-entzündung

... muß fachmännisch behandelt werden. Begleitend können Sie den Heilungsprozeß jedoch so fördern:

Zum Arzt oder Heilpraktiker!

Grundmischung

Cajeput	15 Tr.
Niaouli	15 Tr.
Manuka oder Myrrhe	15 Tr.

▶ 4- bis 5mal täglich je 1 Tropfen Grundmischung außen an jeden Nasenflügel geben und leicht mit der Fingerkuppe kreisend einmassieren.

▶ Dazu ein Nasenöl: 10 Tropfen Grundmischung auf 10 ml Macadamianußöl, davon mehrmals täglich 2 bis 3 Tropfen in die Nase geben, Kindern die Hälfte.

▶ Außerdem Emser Sole Anwendung siehe linke Spalte.

▶ Und Inhalation (Seite 60): 3 Tropfen Grundmischung in eine Schüssel mit heißem Wasser geben, für Kinder 1 Tropfen.

Husten

Brustöl für Erwachsene

Damit es keine Bronchitis wird

Johanniskraut-, Mandel- oder Jojobaöl	50 ml
Cajeput	20 Tr.
Niaouli	10 Tr.
Kanuka oder Kiefer	5 Tr.
Manuka oder Myrrhe	5 Tr.

▶ Mehrmals täglich Brust und Rücken mit dem Körperöl einreiben, ebenso seitlich am Hals (Lymphknoten), die Leistenregion und die Füße!

Kindermischung

Speziell für Kinder

(auch für empfindliche Erwachsene geeignet)

Johanniskraut-, Mandel- oder Jojobaöl	50 ml
Cajeput	8 Tr.
Palmarosa	8 Tr.
Niaouli	4 Tr.

▶ Anwendung wie oben.

Kleinkindermischung

Johanniskraut-, Mandel- oder Jojobaöl	50 ml
Palmarosa	3 Tr.
Lavendel	3 Tr.
Cajeput	3 Tr.

▶ Kindern von 3 bis 6 Jahren damit 3mal täglich Brust, Rücken und Füße einreiben.

Grippaler Infekt

Grippale Infekte sind Virusinfektionen, begleitet von Schnupfen, Halsschmerzen, Husten, Kopf- und Gliederschmerzen, Fieber und Abgeschlagenheit.

Zum Arzt oder Heilpraktiker!

Gehen Sie unbedingt zum Arzt oder Heilpraktiker! Antivirale ätherische Öle können zur Behandlung sehr hilfreich sein und zugleich die Abwehrkräfte stimulieren.

Grundmischung

Palmarosa	40 Tr.
Tea-Tree	60 Tr.
Niaouli	40 Tr.
Cajeput	60 Tr.

in ein 10-ml-Fläschchen geben.

▶ Für Erwachsene: am ersten bis dritten Tag 5mal täglich etwa 10 Tropfen pur auf Handgelenke und Kniekehlen, Lendenwirbelbereich, seitlich auf Hals- und Leistenregion verteilen. Feuchten Sie dazu die Hände an, und geben Sie in diese jeweils 2 Tropfen für jede Körperregion. Anschließend sollten Sie vier Wochen lang Ihr Immunsystem stärken (Seite 63).

Über Lymph- und Blutbahnen Wirkung auf den ganzen Körper

▶ Kindern von 5 bis 10 Jahren massiert man mit 5 Tropfen Grundmischung in 5 ml Mandel- oder Jojobaöl 5mal täglich etwa vier Tage lang die Füße.

▶ Innerlich (nur für Erwachsene): Nehmen Sie 3mal täglich drei Tage lang 2 Tropfen Grundmischung in 20 Tropfen Contramutan.

▶ Weiterführende Maßnahmen: 2mal täglich die Hustenbrustmischung (Seite 65) einreiben.

So werden Sie wieder richtig gesund

Außerdem viel Ruhe, wenig tierisches Eiweiß essen und viel trinken, zum Beispiel Lindenblüten- oder Holunderbeertee.

Ohrenschmerzen

Zum Arzt oder Heilpraktiker!

Ohrenschmerzen sollten von Arzt/Ärztin oder Heilpraktiker/-in abgeklärt werden, da sie viele Ursachen haben können und die Gefahr einer Mittelohrentzündung besteht. Normalerweise gehen sie mit Erkältungen wie Schnupfen oder/und Halsentzündungen einher. Auslöser sind Viren und Bakterien.
Als Sofortmaßnahme wirkt folgende Mischung lindernd:

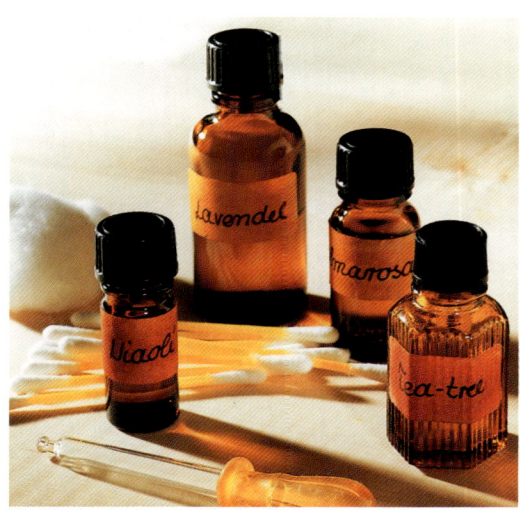

Grundmischung

Sofortmaßnahme

Cajeput	5 Tr.
Manuka oder Tea-Tree	3 Tr.
Lavendel	5 Tr.

▶ Etwas Watte mit 1 Tropfen Grundmischung beträufeln und vorsichtig in den Gehörgang legen, 2mal täglich erneuern.
▶ Weiterführende Maßnahmen: das Immunsystem stärken (Seite 63); mit 10 Tropfen der »Erste-Hilfe-Mischung« (Seite 81) auf 20 ml Macadamianußöl 3mal täglich Brust und Rücken einreiben.

Pilzinfektion im Gehörgang

Wer sie kennt, weiß, wie unangenehm und dauerhaft die Erkrankung ist. Das Jucken sorgt für Weiterverbreitung im Ohr.

Grundmischung 1

Manuka	12 Tr.
Lavendel	24 Tr.
Palmarosa	24 Tr.

Grundmischung 2

Tea-Tree	15 Tr.
Palmarosa	15 Tr.
Niaouli	15 Tr.
Lavendel	15 Tr.

▶ In der ersten Woche 1 Tropfen Grundmischung je Ohr pur 3mal täglich mit einem Wattestäbchen vorsichtig im äußeren Gehörgang verteilen, bis der Juckreiz verschwindet. Anschließend 20 Tropfen der Grundmischung in 10 ml Johanniskrautöl geben und weitere 2 Wochen lang 2- bis 3mal täglich ein wenig von dem Öl mit einem Wattestäbchen im äußeren Gehörgang verteilen.

Ätherische Öle werden nie direkt ins Ohr geträufelt, sondern immer vorsichtig mit einem Watteträger hineingegeben.

Allergischer Schnupfen und Fließschnupfen

Die meisten allergischen Reaktionen sind keine echten Allergien, sondern werden durch Histaminausschüttung, insbesondere bei Streß, ausgelöst. Diese Entzündungsstoffe sind für Fließschnupfen und Schleimhautreizungen verantwortlich.

Grundmischung 1

Manuka oder Myrrhe	40 Tr.
Kanuka oder Kiefer	40 Tr.

Bewährt als sehr lindernd

Grundmischung 2

Manuka oder Myrrhe	20 Tr.
Kanuka oder Kiefer	20 Tr.
Zypresse	20 Tr.
Zeder	20 Tr.

Probieren Sie aus, welche Mischung Ihnen besser hilft.

▶ Innerlich: 2mal täglich 1 Tropfen Grundmischung auf etwas Zucker langsam im Mund zergehen lassen. Nicht länger als 14 Tage anwenden oder ab und zu nach Bedarf!

▶ Nasengel: 10 Tropfen Grundmischung in 10 ml Aloe-vera-Gel; 2 bis 3 Tropfen mehrmals täglich in die Nase reiben.

▶ Duftlampe (Seite 61): 5 bis 8 Tropfen von Grundmischung 2 ins Wasser geben.

▶ Inhalation (Seite 60): 2 bis 3 Tropfen von Grundmischung 2, für Kinder 1 Tropfen, in heißes Wasser geben.

Schmerzen

… können vielfältige Gründe und Erscheinungsbilder haben.

● Bei durch Muskelverspannungen verursachten Kopf-, Rükken- und Schulterschmerzen oder bei Hexenschuß sind Teebaum-Öle oft sehr hilfreich.

Kopf- und Rückenschmerzen, Hexenschuß

● Nervenentzündungen müssen vom Arzt oder Heilpraktiker diagnostiziert und behandelt werden. Speziell Cajeput und Lavendel (Mischung Seite 70) können aber begleitend sehr lindernd wirken.

Neuralgien

● Wer von rheumatischen Beschwerden spricht, meint oft nur allgemein Glieder- oder Rückenschmerzen. Unter dem Oberbegriff »Rheuma« sind aber mehr als 100 Krankheitsformen der Muskeln, Sehnen und Gelenke mit unterschiedlichen Ursachen zusammengefaßt. Dazu gehören Arthritis und Arthrose. Bei schwereren Erkrankungen können Sie mit Teebaum-Ölen zumindest die nebenwirkungsreichen Medikamente reduzieren. Oft ist auch eine Ernährungsumstellung (Buchtip Seite 93) hilfreich.

Rheumatische Beschwerden

● Nicht zu vergessen die alltäglichen Blessuren oder Sportverletzungen wie Blutergüsse, Quetschungen und Prellungen, Zerrungen, Verstauchungen (siehe auch Seite 81).

(Sport-) Verletzungen

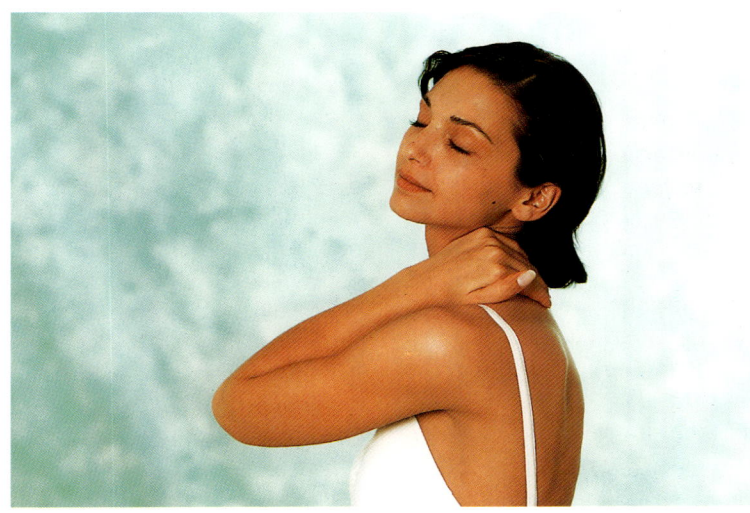

Bei Verspannungen sind ätherische Öle eine große Wohltat, denn sie wirken sowohl schmerzlindernd als auch entspannend auf Körper und Seele.

Muskelverspannungen, Rheuma, Verletzungen

Schmerzstillend, entzündungshemmend, kortisonähnlich (Seite 17) und immunsystemstärkend wirken:

Schmerz-Grund-mischungen

Grundmischung 1

Cajeput	20 Tr.
Tea-Tree	30 Tr.
Kanuka oder Kiefer	20 Tr.
Manuka	10 Tr.
Lavendel	20 Tr.

Grundmischung 2

Cajeput	40 Tr.
Tea-Tree	20 Tr.
Kanuka oder Kiefer	20 Tr.
Lavendel	20 Tr.

▶ Erste Hilfe: Bei akuten Schmerzen, die mit dem Bewegungsapparat zusammenhängen, hilft als Sofortmaßnahme: 20 Tropfen Schmerz-Grundmischung 1 oder 2 auf 20 ml Trägeröl. Oder die Erste-Hilfe-Mischung (Seite 81).

▶ Schmerz-Körperöl – niedriger dosiert zur Weiterbehandlung: 20 Tropfen Grundmischung 1 oder 2 auf 20 ml Mohnblüten- und 30 ml Johanniskrautöl; oder: 30 Tropfen Grundmischung 1 oder 2 auf 50 ml Johanniskrautöl.

Tragen Sie die Mischung mehrmals täglich auf die betroffenen Körperpartien auf.

Wichtig: Wenden Sie das sehr anregende Mohnblütenöl nicht vor dem Schlafengehen an!

▶ Begleitend helfen Teil- oder Vollbäder (Seite 60) mit 6 Tropfen Schmerz-Grundmischung.

Steifer Hals und Nackenschmerzen

Erste Hilfe

Cajeput	6 Tr.
Lavendel	4 Tr.

▶ vorsichtig einreiben.

Auch bei Kopfschmerzen und Neuralgien

Körperöl

Johanniskrautöl	50 ml

(oder 30 ml Johanniskraut- und 20 ml Mohnblütenöl)

Cajeput	35 Tr.
Lavendel	15 Tr.

▶ zur Weiterbehandlung sanft einmassieren.

Bandscheibenprobleme

▶ Im Akutfall: mehrmals am Tag 5 Tropfen Schmerz-Grundmischung (Seite 69) auftragen.
▶ Weiterbehandlung: 30 Tropfen Schmerz-Grundmischung (Seite 69) auf 20 ml Mohnblütenöl (oder Johanniskrautöl) geben und sich mehrmals täglich damit einreiben.

Tennisellenbogen

Auch bei Sehnenscheidenentzündung

▶ Mit 5 Tropfen der Schmerz-Grundmischung 2 (Seite 69) oder mit Cajeput pur die betroffene Stelle mehrmals täglich 1 bis 2 Wochen lang einreiben.
▶ Weiterbehandlung mit 30 Tropfen Grundmischung 2 in 20 ml Mohnblütenöl.

Gicht

Die Gicht ist eine Stoffwechselerkrankung, bei der sich Harnsäure in den Gelenken ablagert, was zu Entzündungen und Versteifungen der Gelenke führt. Hier ist vorrangig eine Ernährungsumstellung (Buchtip Seite 93) und ärztliche/heilpraktische Behandlung notwendig. Außerdem hilft folgende Mischung:

Körperöl

Johanniskrautöl	20 ml
Tea-Tree	10 Tr.
Cajeput	10 Tr.

▶ Die Gelenke damit regelmäßig einreiben; bei akuten Schmerzen auch 5 bis 10 Tropfen Tea-Tree und Cajeput pur auftragen.

Regelmäßige Anwendung ist wichtig für einen langfristigen Erfolg.

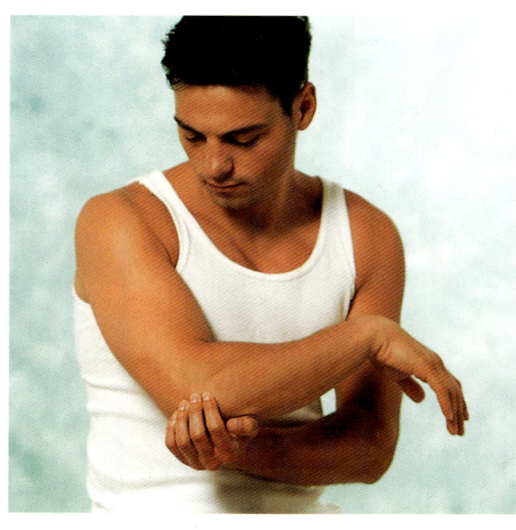

Frauen- beschwerden

Infektionen der Vagina

Ursache von Infektionen der Scheide oder Vagina sind Viren, Bakterien oder Pilze, die sich einnisten, wenn die körpereigene Hautflora und damit das Immunsystem geschwächt ist. Das kann während Schwangerschaft oder Wechseljahren passieren, durch Einnahme von Antibabypille oder Antibiotika, aber auch durch übertriebene Intimpflege oder seelische Probleme.

Wichtig: Gehen Sie mit Ihren Beschwerden bitte immer erst zur Frauenärztin/zum Frauenarzt. In Absprache mit ihr/ihm können Sie sich dann mit Teebaum-Ölen selbst behandeln, die stark antimikrobiell wirken und zugleich die körpereigene Hautflora wieder aufbauen.

Immer erst zum Arzt!

Leukorrhöe (Weißfluß)

Leukorrhöe ist eine durch Bakterien verursachte Entzündung der Vagina, die einen weißlichen Ausfluß verursacht.

Akut-Mischung

Johanniskrautöl	10 ml
Niaouli	2 Tr.
Manuka oder Tea-Tree	2 Tr.
Palmarosa	4 Tr.

▶ Die Scheide 3- bis 4mal täglich damit einreiben bis zum vollständigen Abklingen der Beschwerden.

▶ Weiterführende Maßnahmen: Stärkung des Immunsystems (Seite 63), außerdem 1mal täglich die Scheide massieren mit:

Zur Weiterbehandlung

Johanniskrautöl	20 ml
Niaouli	2 Tr.
Lavendel	2 Tr.
Palmarosa	4 Tr.

Scheidenentzündung

Die Scheidenentzündung kann durch unterschiedliche Erreger verursacht werden. Oft ist Juckreiz das deutlichste Symptom.

▶ Behandlung wie Leukorrhöe.

Vaginalpilz

Vaginalöl

Geben Sie in ein Braunglasfläschchen mit großer Öffnung:

Insbesondere auch bei *Candida albicans* wirksam

Johanniskrautöl	50 ml
Manuka oder Niaouli	10 Tr.
Tea-Tree	10 Tr.
Palmarosa	20 Tr.
Lavendel oder Muskatellersalbei	10 Tr.

Muskatellersalbei ist wie die anderen Öle der Mischung sehr pilzwirksam und zusätzlich hormonell ausgleichend, besonders hilfreich bei psychischen Problemen (Partnerschaft,

Sexualität) und hormonellem Ungleichgewicht. Der Erfolg der Mischung verblüfft mich jedes Mal aufs Neue.

Akut-hilfe
▶ Tauchen Sie einen Tampon in das Vaginalöl, und führen Sie ihn in die Vagina ein – 2mal täglich 14 Tage lang.

▶ Reiben Sie die Mischung auch 2- bis 3mal täglich großflächig in die Scheide ein. Während der Menstruation nur diese Scheidenmassage durchführen.

Waschung

Manuka oder Niaouli	20 Tr.
Tea-Tree	20 Tr.
Lavendel	20 Tr.
Palmarosa	40 Tr.

▶ Geben Sie 10 Tropfen der Mischung in 1 Liter lauwarmes Wasser, und waschen Sie die Scheide mit einem sauberen Waschlappen.

Längerfristig behandeln
Vaginalöl und Waschung sollten Sie ungefähr 30 Tage lang anwenden. Bei sehr hartnäckigem Pilzbefall sollte die Behandlung bis zu 3 Monaten dauern.

▶ Weiterführende Maßnahmen: Stärken Sie Ihr Immunsystem (Seite 63); und achten Sie auf die Ernährung – süße Speisen und Weißmehl meiden, viel Rohkost essen (Seite 93).

Harnwegs-erkrankungen

Wichtig: Grundsätzlich sollte bei Harnwegsinfektionen Arzt/Ärztin oder Heilpraktiker/-in konsultiert werden, denn eine ungenügend behandelte Blasenentzündung kann sich zu einer Nierenbeckenentzündung ausweiten.

Zum Arzt!

Leichte Infektionen können gut mit ätherischen Ölen behandelt werden, die antibakteriell, entkrampfend, aquaretisch (Seite 29), harntreibend, schmerzlindernd und entzündungshemmend wirken und zudem eine positive Wirkung auf die Psyche haben, denn hinter häufigen Harnwegserkrankungen stehen oft auch seelische Probleme.

Die Seele mitbehandeln

Leichte Blasenentzündung

Innerliche Anwendung – Grundmischung

Tea-Tree	30 Tr.
Cajeput	10 Tr.

▶ Am ersten Tag der Behandlung 2 Tropfen Grundmischung 5mal pro Tag auf etwas Zucker oder Honig langsam im Mund zergehen lassen; am zweiten und dritten Tag nur noch 5mal 1 Tropfen.

Tritt keine Besserung ein, suchen Sie bitte unverzüglich den Arzt auf.

Äußerliche Anwendung – Grundmischung

Tea-Tree   14 Tr.
Cajeput   6 Tr.
für zusätzliche Maßnahmen:
▶ 10 Tropfen der Grundmischung in 20 ml Johanniskrautöl geben und eine Woche lang 3mal täglich die Nierengegend damit sanft einreiben.
▶ Fußbad: 5 Tropfen Grundmischung in 5 l warmes Wasser geben (Seite 60).
▶ Weiterführende Maßnahme: Viel Blasen-Nieren-Tee trinken.

Reizblase

▶ Grundmischung und Anwendung wie bei der leichten Blasenentzündung.

Bei häufigen Blasenentzündungen Wenn Sie zu häufigen Blasenentzündungen neigen, sollten Sie nur die äußerliche Anwendung machen, denn die innerliche Einnahme darf nicht zur Regel werden.
▶ Begleitende Maßnahme: Reichlich Nieren-Blasen-Tee trinken!

Bindegewebsschwäche

Cellulite, Besenreiser, Krampfadern

Wer eine Veranlagung zu schwachem Bindegewebe hat, bleibt meist auch von Besenreisern, Krampfadern und Cellulite nicht verschont. Mangelnde Bewegung und vor allem falsche Ernährung (Buchtip Seite 93) leisten dem noch Vorschub.

● Cellulite, die »Orangenhaut«, **Cellulite** ist ein Phänomen des weiblichen Bindegewebes, das mit einem erhöhten Östrogenspiegel einhergeht. Während die Medizin hierzulande Cellulite als rein kosmetisches Problem ansieht, betrachten französische Therapeuten sie als Erkrankung. Auf Grund meiner Erfahrungen bin ich auch der Ansicht, daß Cellulite ganzheitlich behandelt werden sollte.

● Besenreiser sind erweiterte **Besenreiser** Äderchen und die Vorboten der Krampfadern. Mit der richtigen Behandlung können Sie ein Fortschreiten verhindern.

● Wenn Krampfadern Ihnen **Krampfadern** bereits Beschwerden machen, sollten Sie Arzt/Ärztin oder Heilpraktiker/-in aufsuchen. In Absprache mit ihr/ihm können Sie dann ätherische Öle zur Linderung einsetzen.

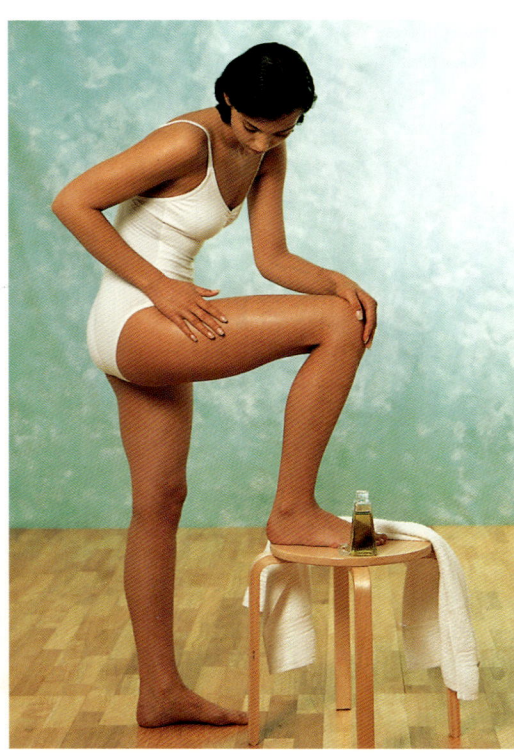

Bei zarter, dünner Haut die Tropfenzahl halbieren!

▶ Machen Sie jeden Morgen eine Bürstenmassage (nicht jedoch bei Krampfadern), und massieren Sie dann mit dem Körperöl die betroffenen Stellen mit kreisenden Bewegungen.

Wirksam: Bürsten- und Ölmassage ...

▶ Die Öle wirken keine Wunder, sondern regen Stoffwechsel und Entschlackung an und straffen das Bindegewebe. Nur wenn Sie auch Ihre Ernährung strikt umstellen (viel Gemüse und Rohkost), mindestens 2 Liter Wasser oder Tee am Tag trinken und sich ausreichend bewegen, werden Sie eine wirkliche Besserung erzielen.

..., gesunde Ernährung und Bewegung

Hämorrhoiden

... sind schmerzhafte, krampfaderähnliche, knotenförmige Erweiterungen des Aderngeflechts am After.
Gehen Sie zu Ihrem/Ihrer Hausarzt/-ärztin! In Absprache mit ihm/ihr können Sie Hämorrhoiden dann selbst behandeln:

Zum Arzt!

Zur Straffung des Bindegewebes und zur Anregung des Stoffwechsels: regelmäßige Körperölmassagen.

Grundmischung des Körperöls

Niaouli	5 Tr.
Kanuka oder Cajeput	5 Tr.
Zypresse	10 Tr.
Lavendel	10 Tr.
Bei Cellulite zusätzlich:	
Jojobaöl	60 ml
Aloe-vera-Gel/-Öl	20 ml
Mohnblütenöl	20 ml
Bei Besenreiser zusätzlich:	
Jojobaöl	50 ml
Aloe-vera-Gel/-Öl	50 ml
Bei Krampfadern zusätzlich:	
Aloe-vera-Öl	100 ml

Hämorrhoiden-Öl

Johanniskrautöl	10 ml
Tea-Tree oder Kanuka	4 Tr.
Niaouli	3 Tr.
Zypresse	3 Tr.

▶ Die mit Wasser gereinigte Stelle mehrmals täglich etwa eine Woche lang einreiben.

Hautprobleme

Pilzinfektionen

Pilzinfektionen der Haut kommen immer häufiger vor; sie bilden juckende, entzündete und schuppende Stellen und sind ansteckend. Faktoren wie Ernährung, Streß, enge Kleidung begünstigen seine Verbreitung. Daneben spielen die Veranlagung (zarte Haut, Neigung zu Fußschweiß) und das Immunsystem eine wichtige Rolle. Ist die Haut, die Eintrittspforte für Bakterien und Pilze, gesund, so haben Pilze wenig Angriffsmöglichkeiten.

Verschiedene Ursachen

Die ätherischen Öle der folgenden Mischungen sind nach mikrobiologischen Untersuchungen besonders wirkungsvoll – antimykotisch, entzündungshemmend, hautfloraaufbauend und hautregenerierend.

Grundmischung 1

Palmarosa	12 Tr.
Lavendel	10 Tr.
Manuka	6 Tr.
Tea-Tree	12 Tr.

Grundmischung 2

Palmarosa	16 Tr.
Lavendel	8 Tr.
Tea-Tree	16 Tr.

Pilzbefall am Körper

▶ Bei Pilzbefall am Körper (Leistengegend, Analbereich, Brustbereich):

Wahlweise eine Grundmischung in 50 ml Aloe-vera-Gel/-Öl oder Jojobaöl geben; 2mal täglich auftragen.

▶ Bei Fußpilz:
Als Akutbehandlung ungefähr eine Woche lang mit einem Wattestäbchen eine Grundmischung pur auftupfen. Anschließend 20 Tropfen der Grundmischung auf 20 ml Aloe-vera-Gel geben und damit über einen längeren Zeitraum weiterbehandeln.

Fußpilz

▶ Bei Nagelpilz:
1 bis 2 Tropfen einer Grundmischung pur 2- bis 3mal täglich auf das Nagelbett tropfen, drei bis sechs Monate lang.

Nagelpilz und Nagelbettentzündung

▶ Eine Nagelbettentzündung wie den Nagelpilz behandeln.

Fußschweiß

Hinter Fußschweiß verbergen sich oft psychische Probleme, die zu Überproduktion der Schweißdrüsen führen. Fuß- und Nagelpilz (siehe oben) sind vorprogrammiert. Auch längeres Tragen von Turnschuhen fördert Fußschweiß.

Grundmischung

Niaouli	10 Tr.
Tea-Tree	10 Tr.
Zypresse	20 Tr.
Lavendel	20 Tr.
Zitrone	10 Tr.

Für Fußbäder und -massagen

▶ Für ein tägliches Fußbad von etwa 5 Minuten: Verrühren Sie 5 Tropfen Grundmischung in 1 Eßlöffel Meersalz oder etwas Honig, und geben Sie dies auf 5 Liter warmes Wasser.

▶ Dann massieren Sie Ihre Füße mit 1 Eßlöffel Aloe-vera-Gel und 5 Tropfen Grundmischung.

Behandeln Sie sich so bis zur Besserung, anschließend weiter 1- bis 2mal wöchentlich.

Diabetischer Fuß

Der »diabetische Fuß« ist besonders gefährdet durch Verletzungen und Infektionen; er benötigt spezialisierte ärztliche Behandlung und ständige intensive Pflege. Das Fußöl wirkt antimikrobiell, entzündungshemmend und wundheilend:

Ständige Pflege ist notwendig

Fußöl

Johanniskraut-, Macadamianuß- oder Jojobaöl	100 ml
Manuka oder Myrrhe	5 Tr.
Palmarosa	15 Tr.
Lavendel	12 Tr.
Niaouli	8 Tr.
Tea-Tree	10 Tr.

▶ Diese Mischung sollte täglich angewendet werden.

▶ Bei schlecht heilenden Wunden nur die ätherischen Öle mischen (ohne Basisöl) und damit die befallene Stelle betupfen.

Vorbeugung gegen Strahlenschäden

Ausgezeichnete Erfahrungen haben französische und englische Aromatherapeuten auf diesem Gebiet mit Niaouli gesammelt. Die Behandlung muß aber mit dem therapierenden Arzt unbedingt vorher abgesprochen werden!

Nur in Absprache mit dem Arzt!

Hautschutzgel

Aloe-vera-Gel	100 ml
Niaouli	40 Tr.

▶ Nur in der Woche vor Strahlentherapiebeginn diese Mischung 2mal täglich großflächig auf den zu bestrahlenden Körperbereich auftragen.

Entzündliche Hautbeschwerden

Nicht ansteckende, krankhafte Entzündungen der Haut sind Veranlagungssache und weisen sehr unterschiedliche Hautveränderungen auf. Zur Behandlung ist es notwendig, auf Vollwerternährung umzustellen (Buchtip Seite 93) und eine Symbioselenkung (Darmsanierung) durchzuführen. Lindernd wirken ätherische Öle, die entzündungshemmend, antibakteriell, hautregenerierend und psychisch stabilisierend sind.

Magen und Darm mitbehandeln

Ekzeme/Juckende Haut

Körperöl

Aloe-vera-Gel/-Öl	50 ml
Jojobaöl	50 ml
Manuka oder Myrrhe	5 Tr.
Palmarosa	10 Tr.
Lavendel	5 Tr.

▶ Tragen Sie dieses Körperöl 2 bis 3 mal täglich auf.

Wunder Babypo und Milchschorf

Körperöl

Aloe-vera-Gel/-Öl	100 ml
Manuka oder Tea-Tree	2 Tr.
Palmarosa	5 Tr.
Lavendel	3 Tr.

Das lindert und heilt

▶ Reiben Sie die betroffenen Hautstellen 2- bis 3mal täglich damit ein.

▶ Verwenden Sie bei wundem Po (Windelausschlag) nur in Neutralseife gewaschene Stoffwindeln.

Neurodermitis

… zählt zu den Ekzemen und ist eine angeborene chronische, entzündliche Hautveränderung, die bei Streß und falscher Ernährung besonders deutlich zum Ausbruch kommt. Hilfreich sind deshalb Ernährungsumstellung (Seite 93), Autogenes Training und Gesprächstherapie, aber auch eine kurmäßige

Wichtig: ganzheitliche Therapie

Tips

So können Sie die Behandlung entzündlicher Hautbeschwerden unterstützen:

▶ Geben Sie in die vorgeschlagenen Mischungen zusätzlich einige Tropfen eines ätherischen Öls, dessen Duft Sie besonders mögen. So ein »Lieblingsöl« wirkt besonders positiv auf die Psyche, die bei Hautproblemen immer sehr stark mitspielt!

▶ Regelmäßige Vollbäder wirken zusätzlich entgiftend und hautregenerierend: Mischen Sie 5 Tropfen Ihrer Grundmischung mit 250 g Meersalz, und geben Sie es ins warme Wasser (Seite 60).

Einnahme von Nachtkerzenölkapseln in Absprache mit dem Therapeuten. Begleitend helfen oft ätherische Öle – einen Versuch ist es jedenfalls wert.

Körperöl

Aloe-vera-Gel/-Öl	30 ml	**Nur zur**
Jojobaöl	70 ml	**Vorbeugung!**
Manuka oder Myrrhe	1 Tr.	
Palmarosa	1 Tr.	
Tea-Tree	1 Tr.	
Rose	1 Tr.	

Das Rosenöl unterstützt die Mischung sehr, sowohl in ihrer seelischen als auch in der hautreparierenden Wirkung.

▶ Tragen Sie das Körperöl 1mal täglich großflächig auf – allerdings nicht während eines »Schubs«, sondern nur in der beschwerdefreien Zeit.

Schuppenflechte

Ursache der Psoriasis ist eine erbliche Veranlagung. Emotionale Belastungen und Streß können die Krankheit zum Ausbruch bringen. Zudem ist die Schuppenflechte für viele Patienten psychisch stark belastend – es entsteht ein Teufelskreis. Mit ätherischen Ölen können die Symptome oft gemildert werden. Versuchen sollten Sie es auf alle Fälle.
Die ätherischen Öle schützen das Nervensystem, sorgen für psychische Entspannung, bauen Ängste ab und fördern die Regeneration der Haut. Nach neuseeländischen Untersuchungen ist Manuka besonders erfolgreich einzusetzen, es kann in diesem Fall nicht durch Myrrhe ersetzt werden!

Ein Teufelskreis

Besonders wirksam: Manuka

Körperöl

Macadamianußöl	100 ml
Manuka	5 Tr.
Lavendel	10 Tr.
Niaouli	5 Tr.
Bergamotte	10 Tr.

Bergamotteöl hilft mit seiner hautregenerierenden und stimmungsaufhellenden Wirkung.
▶ Tragen Sie das Körperöl 1mal täglich auf den Körper auf.
▶ Manukaöl kann auch pur auf kleine, befallene Stellen getupft werden.

Analrhagaden

… (oft fälschlicherweise als Analfissuren bezeichnet) sind kleine, schmerzhafte Einrisse von Afterkranz und -schleimhaut. Ursache kann zu harter Stuhlgang sein.

Körperöl

Johanniskrautöl	10 ml
Manuka	2 Tr.
Niaouli	2 Tr.
Tea-Tree	3 Tr.
Palmarosa	3 Tr.

Lindernd und heilend

▶ Bis zur Abheilung 2- bis 3mal täglich die befallene Stelle mit der Mischung behandeln.
▶ Außerdem nach jedem Stuhlgang den After mit Tea-Tree-Hydrolat reinigen.

Virale Hauterkrankungen

Herpes

… wird durch Viren verursacht. Die ansteckenden Bläschen kündigen sich durch Jucken und Brennen an. Die Ursachen sind sehr unterschiedlich: ein geschwächtes Immunsystem, Überarbeitung oder Streß, aber auch starke Sonneneinstrahlung oder ein grippaler Infekt. Mit Antibiotika kommt man gegen Herpes nicht an.

Körperliche und seelische Gründe

Lippenbläschen (Herpes labialis)

Wechsel-wirkung von Psyche und Immun-system

Beim Lippenherpes wird die enge Beziehung zwischen Psyche und Immunsystem besonders deutlich: Ekel davor, aus einem fremden Glas zu trinken, kann bereits Herpes auslösen. Dieser Ekel bereitet momentan soviel Streß, daß das Immunsystem kurzfristig geschwächt ist und das Virus voll zuschlagen kann.

Grundmischung

Tea-Tree	10 Tr.
Manuka	5 Tr.
Niaouli	5 Tr.

► Diese Mischung sollte mehrmals täglich, insbesondere wenn es brennt, pur mit Wattestäbchen auf die befallenen Stellen getupft werden. Nach 1 oder 2 Tagen sollte Besserung eingetreten sein.
► Anschließend die befallenen Stellen mit einem guten Lippenbalsam auf pflanzlicher Basis pflegen.

Herpes genitalis

Behandlung nur durch den Arzt!

… ist stark ansteckend, schwer therapierbar und muß unbedingt und ausschließlich vom Arzt behandelt werden! Im Akutfall dürfen Sie sich weder mit ätherischen Ölen noch mit anderen alternativen Methoden selbst behandeln!

Vorbeugendes Körperöl

Nicht im Akutfall anwenden

Frauen, die zu häufigen Infektionen neigen, können vorbeugend folgende Mischung anwenden:

Jojobaöl	50 ml
Lavendel	6 Tr.
Manuka oder Tea-Tree	3 Tr.
Palmarosa	6 Tr.
Niaouli oder Cajeput	3 Tr.

► Behandeln Sie die Scheide mit dieser Mischung täglich über einen längeren Zeitraum, jedoch nicht im Akutfall

Gürtelrose (Zoster)

Möglichst frühzeitig behandeln

Bei geschwächter Abwehrlage können Jahre nach einer Windpockeninfektion die »schlafenden« Viren wieder aktiv werden und eine Gürtelrose auslösen. Frühzeitige Behandlung ist dann ganz wichtig, um den Krankheitsverlauf zu mildern. Auch wenn die Diagnose des Arztes noch unsicher ist, empfehle ich, sogar auf Verdacht die folgende Mischung anzuwenden, da sie keine negative Wirkung hat!

Grundmischung

Manuka oder Niaouli	20 Tr.
Cajeput	20 Tr.
Tea-Tree	20 Tr.

▶ Die Mischung mehrmals täglich pur auf die rötlichen Flekken am Körper auftragen.

▶ Zur weiteren Behandlung: 60 Tropfen Grundmischung in 10 ml Aloe-vera-Öl geben und mehrmals täglich auf befallene Hautstellen auftragen.
Bei großflächiger Behandlung 60 Tropfen Grundmischung auf 30 ml Aloe-vera-Öl geben.

Windpocken

Zum Arzt!

Windpocken werden durch Viren hervorgerufen. Die stark juckenden Bläschen können sich auf dem ganzen Körper ausbreiten. Ein Arztbesuch ist auf jeden Fall erforderlich!

Grundmischung

Tea-Tree	35 Tr.
Lavendel	35 Tr.

Gegen den Juckreiz und zur Abheilung der Bläschen

▶ Die Mischung pur anwenden oder in 10 ml Aloe-vera-Gel oder -Öl geben. Mit Wattestäbchen auftupfen. 3- bis 4mal täglich wiederholen.

▶ Für zusätzliche Vollbäder (Seite 60): 5 Tropfen der Grundmischung in 1 Löffel Honig verrühren. Für Kinder unter fünf Jahren nur 3 Tropfen.
Täglich anwenden bis zum Abklingen der Beschwerden.

Bei Befall der Schleimhäute im Mund- und Rachenraum:

Mundwasser

Kamillentee oder Tea-Tree-Hydrolat	100 ml
Niaouli	12 Tr.
Tea-Tree	12 Tr.
Manuka	6 Tr.

▶ Mit 1 Eßlöffel der Mischung täglich den Mund spülen oder befallene Stellen betupfen.

Warzen

Einen Versuch ist es wert

… sind Virusinfektionen und sehr schwer zu behandeln. Aber auch hier sind ätherische Öle einen Versuch wert.

Grundmischung

Tea-Tree	40 Tr.
Niaouli	40 Tr.

▶ Mehrmals täglich pur auf die Warze tupfen.

Insektenstiche

Gegen Juckreiz, Rötung und Quaddelbildung bei Mücken-, Bienen- und Wespenstichen:

Sehr erfolgreiche Mischungen

Grundmischung 1

Manuka	5 Tr.
Tea-Tree	15 Tr.
Lavendel	10 Tr.

Grundmischung 2

Tea-Tree	25 Tr.
Lavendel	10 Tr.

▶ 1 Tropfen pur auf den Stich geben, bei Bedarf wiederholen.

Wunden und Verbrennungen

Zum Arzt!

Wichtig: Nur kleinere Wunden und Verbrennungen können Sie selbst behandeln. Mit größeren Wunden und ab handtellergroßen Verbrennungen müssen Sie nach der Erstversorgung unbedingt zum Arzt!

Wundmischung

Hilfreich auch bei Wundliegen und schlecht heilenden Wunden

Aloe-vera-Gel	100 ml
Manuka	10 Tr.
Niaouli	10 Tr.
Kanuka	10 Tr.
Lavendel	20 Tr.

▶ Die Mischung 2- bis 3mal täglich mit sauberem Finger oder Verbandsmull auftupfen.

Bei Verbrennungen

▶ Mit kaltem Wasser gut kühlen und dann mehrmals mit der »Erste-Hilfe-Mischung« (siehe Kasten) betupfen.

Sonnenbrand-Mischung

Lavendel	20 Tr.
Palmarosa	20 Tr.
Manuka	10 Tr.

▶ Diese oder die »Erste-Hilfe-Mischung« mehrmals pur auftupfen. Zur Weiterbehandlung 10 Tropfen Grundmischung in 50 ml Aloe-vera-Gel geben oder das »After-Sun-Gel« (Seite 86) verwenden.

Erste Hilfe

Für Haus- und Reiseapotheke

Für Notfälle und zur ersten Behandlung vieler überraschend auftretender Beschwerden sollte diese »Erste-Hilfe-Mischung« im Haus oder auf Reisen immer zur Verfügung stehen.
Sie hilft bei Infekten der Atemwege und des Magen-Darm-Traktes, bei Ohrenschmerzen, Zahnbeschwerden, Sportverletzungen, Gelenkbeschwerden, rheumatischen Beschwerden, Hexenschuß, Muskelverspannungen, kleinen Wunden und Verbrennungen, Insektenstichen.

Erste-Hilfe-Mischung

Niaouli	10 Tr.
Cajeput	10 Tr.
Manuka oder Myrrhe	10 Tr.
Tea-Tree	15 Tr.
Lavendel	20 Tr.

▶ Sie ist universell einsetzbar und kann pur verwendet werden oder gemischt: 50 Tropfen Grundmischung in 50 ml Trägeröl (notfalls auch ein reines Speiseöl), für Kinder 25 Tropfen in 50 ml Öl geben. Bei allen leichten Infekten kann die pure Mischung kurzfristig auch innerlich eingenommen werden (Seite 60), 3 Tage lang 3mal täglich 5 Tropfen.

▶ Die Erste-Hilfe-Mischung ist wirklich nur für die erste Hilfe da. Deshalb sollten Sie möglichst bald die speziellen Mischungen anwenden, die ich für die jeweiligen Beschwerden empfehle.

Gutes für die Haut

Hautpflege ist Gesundheitspflege

Die Haut, unser »Schutzschild«, kann ihre geballte Abwehrwirkung (Seite 15) nur voll entfalten, wenn sie gesund ist.
Die Gesundheit der Haut und damit ein Teil des Immunsystems ist in hohem Maße abhängig von unserer psychischen Verfassung. Hauterkrankungen sind oft Ausdruck seelischer Probleme (Seite 14). Diese Wechselwirkung zwischen Haut, Seele und Immunsystem können ätherische Öle wegen ihrer ganzheitlichen Wirkung optimal beeinflussen. Aroma-Hautpflege bedeutet deshalb immer auch Seelen- und Immunsystempflege.

Haut, Seele und Immunsystem stärken

Am besten behandeln Sie Gesicht und Körper täglich mit ätherischen Ölen. Diese wirken pflegend und ausgleichend auf die Hautfunktionen, und über die große Fläche der Körperhaut beeinflussen sie indirekt alle Organe, die Psyche und die Abwehrkräfte.

… mit regelmäßiger Anwendung ätherischer Öle

Hauttyp – Menschentyp

Die Haut ist auch Ausdruck der Persönlichkeitsstruktur eines Menschen – beides ist uns in die Wiege gelegt und bleibt uns als Grundmuster während des ganzen Lebens erhalten. Ob die Haut zum Beispiel sehr zart und empfindlich, eher dick und robust oder blaß und schlecht durchblutet aussieht, das läßt darauf schließen, wo ein Mensch seelische Unterstützung braucht. Die ätherischen Öle können keine Temperamente und auch nicht das angeborene Hautbild verändern, wohl aber zu einem ausgeglichenen Gefühlsleben beitragen.

Über die Haut »spricht« die Seele

Die richtigen Öle

Ätherische Öle in der täglichen Hautpflege sollten äußerst verträglich sein, den Reparaturmechanismus der Zellen anregen, immunstimulierend und seelisch ausgleichend sein – die Teebaum-Öle sind deshalb sehr gut geeignet.
Um aber richtig schöne Pflegeprodukte mischen zu können,

Sehr wirksam: Teebaum-Öle

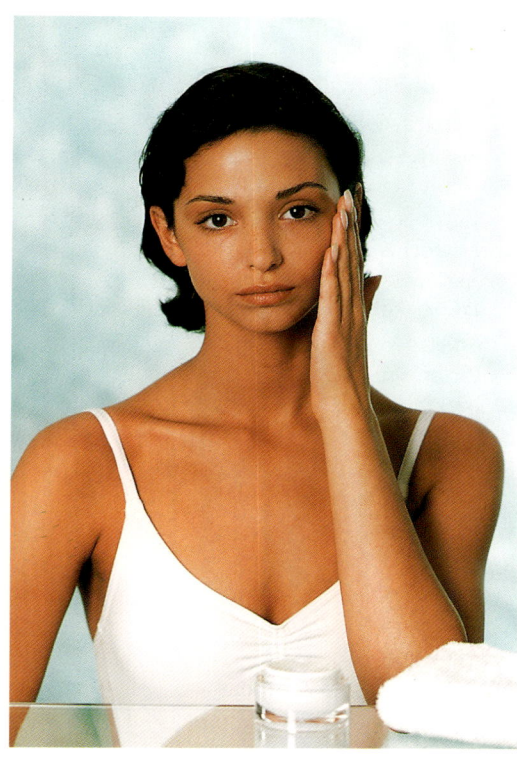

Lassen Sie sich besser von schönem Duft verwöhnen, damit Sie sich so richtig wohlfühlen können in Ihrer Haut!
Die folgenden Rezepte sind als Anregungen fürs Mischen gedacht. Insbesondere bei Körperölen sollten Sie sich aber Ihre ganz persönliche Duftnote wählen.

Tip: Die Zutaten erhalten Sie in Naturkost- und Naturkosmetikläden, in Drogerien und in manchen Apotheken.

Einkauf der Zutaten

Schöne Haut von Kopf bis Fuß

Für jeden Hauttyp

Gesichtspflege

Macadamianußöl oder pflanzliche, milde Gesichtscreme	50 ml
Palmarosa	2 Tr.
Manuka oder Myrrhe	1 Tr.
Sandelholz	1 Tr.

Kosmetik für Gesicht und Körper

Körperpflege

Macadamianußöl oder pflanzliche Körperemulsion	50 ml
Palmarosa	4 Tr.
Manuka oder Myrrhe	2 Tr.
Cajeput	2 Tr.
Sandelholz	2 Tr.
Zitrone	2 Tr.

Sanfte Hautpflege, die auch gut duftet, ist jeden Tag aufs neue eine Wohltat.

sind einige weitere ätherische Öle notwendig, die neben ihrer pflegenden Wirkung viel zu einem guten Duft beitragen: zum Beispiel Rosenholz, Sandelholz, Linaloeholz, Palmarosa, Zitrone, Lavendel, Rosengeranie und Rose.
Ein guter Duft ist gerade für die Hautpflege sehr wichtig. Sich nur mit Tea-Tree-Öl und seinem »medizinischen« Geruch zu behandeln, ist ausgesprochen unsinnig und macht auf Dauer »Duftstreß« ...

Empfindliche Haut

Dünn, rötlich, sensibel

Sensible, dünne, rötliche Haut, oft mit erweiterten Äderchen – Menschen mit so einem Hautbild neigen dazu, sich aufzuregen, haben oft Probleme mit dem Kreislauf und sind trotz ihrer äußeren Robustheit sehr empfindsam. Sie benötigen deshalb beruhigende und nervenstärkende Pflegeöle.

Gesichtspflege

Macadamianußöl oder pflanzliche, milde Gesichtscreme 50 ml
mit Mischung 1:

Palmarosa	2 Tr.
Rose	1 Tr.
Manuka oder Myrrhe	1 Tr.

oder mit Mischung 2:

Sandelholz	1 Tr.
Lavendel	2 Tr.
Manuka oder Myrrhe	1 Tr.

Körperpflege

Macadamianußöl oder pflanzliche Körperemulsion 50 ml
mit Mischung 1:

Palmarosa	6 Tr.
Rose	3 Tr.
Manuka oder Myrrhe	3 Tr.

oder mit Mischung 2:

Sandelholz	2 Tr.
Lavendel	6 Tr.
Manuka oder Myrrhe	3 Tr.
Rosengeranie	2 Tr.

Fahle, blasse Haut

Wenn die Haut schlecht durchblutet ist

● Die Mischungen straffen und entschlacken das Bindegewebe. Sie erwärmen den seelisch fröstelnden Menschen, geben ihm bei dem Gefühl, überfordert und wehrlos zu sein, Durchhaltevermögen und Lebensfreude.

Gesichtspflege

Macadamianußöl oder Aloe-vera-Gel oder pflanzliche, milde Gesichtscreme 50 ml

Cajeput	3 Tr.
Manuka oder Myrrhe	2 Tr.
Palmarosa oder Rosenholz	2 Tr.
Zitrone	1 Tr.

Körperpflege

Macadamianußöl oder Aloe-vera-Öl oder pflanzliche Körperemulsion 50 ml

Cajeput	4 Tr.
Kanuka oder Kiefer	2 Tr.
Rosenholz	4 Tr.
Palmarosa	4 Tr.
Zitrone	4 Tr.

Bei schwachem Bindegewebe

● Die folgenden Mischungen stärken das Bindegewebe und bringen gleichzeitig Frische und Klarheit in die Gedanken. Mit Konzentration und Zielstrebigkeit können angefangene Ideen zu Ende geführt werden, ohne dabei gleich den Mut zu verlieren.

Gesichtspflege

Macadamianußöl oder pflanzliche, milde Gesichtscreme	50 ml
Cajeput	2 Tr.
Kanuka oder Kiefer	1 Tr.
Lavendel	2 Tr.

Körperpflege

Macadamianußöl oder pflanzliche Körper-emulsion	50 ml
Cajeput	2 Tr.
Niaouli	1 Tr.
Wacholder	1 Tr.
Zypresse	1 Tr.
Lavendel	3 Tr.
Zitrone	2 Tr.

Fettige Haut

Haut, die auch zu Akne neigt

Die Mischungen passen zu Menschen, die bei Streß zu Pessimismus, Zynismus, aber auch zu Verbitterung neigen. Die Öle sind anregend und geben Kraft und Fröhlichkeit, ganz »nebenbei« regulieren sie aber auch die Produktion der Talgdrüsen.

Gesichtspflege

Macadamianußöl	30 ml
Aloe-vera-Gel	20 ml
Tea-Tree	1 Tr.
Manuka oder Myrrhe	1 Tr.
Kanuka oder Kiefer	1 Tr.
Cajeput	3 Tr.
Palmarosa oder Rosenholz	4 Tr.

Körperpflege

Jojobaöl oder pflanzliche Körperemulsion	50 ml
Tea-Tree	2 Tr.
Manuka oder Myrrhe	1 Tr.
Kanuka oder Kiefer	2 Tr.
Cajeput	5 Tr.
Rosenholz oder Linaloeholz	7 Tr.
Zitrone	3 Tr.

Akne

Menschen mit einer Veranlagung zu fettiger Haut neigen häufig zu Akne. Ursache sind hormonelles Ungleichgewicht und Bakterienbefall. Bei Streß und Ernährungsfehlern blühen die Pickel und entzündlichen Knötchen auf, vor allem in der Gesichts- und Schulterpartie.

Alle Ursachen berücksichtigen!

Grundmischung

Manuka oder Palmarosa	5 Tr.
Niaouli	5 Tr.
Tea-Tree	5 Tr.
Lavendel	5 Tr.

Achtung: Bei zarter Haut nur jeweils die halbe Dosis in 100 ml Basis geben!

▶ Zur Gesichtsreinigung: Die Grundmischung einmal in 100 ml milde Gesichtsreinigungsmilch geben, außerdem für ein Gesichtswasser die gleiche Mischung in 100 ml Tea-Tree-Hydrolat. Wenden Sie beides morgens und abends an.

▶ Akut-Behandlung: Mischen Sie sich einen Vorrat (Seite 58) der Grundmischung, und betupfen Sie befallene Stellen mit 1 bis 2 Tropfen.
▶ Ein Rezept für ein Pflegeöl finden Sie auf Seite 85.

Strapazierte Haut

Bei Fältchen und müder Haut und für strapazierte Hände

Gegen Fältchen und müden Teint, nach intensivem Sonnenbad, vor dem Ausgehen – diese hautstraffende, tonisierende Mischung ist universell einsetzbar und hilft den Hautzellen wieder auf die Sprünge.
Auch bei rissigen, spröden Händen hat sie sich sehr bewährt, insbesondere, wenn mit scharfen Mitteln hantiert wurde.

Universalpflege

Aloe-vera-Gel	25 ml
Macadamianußöl	25 ml
Cajeput	2 Tr.
Palmarosa	4 Tr.

▶ Zur Gesichtspflege großzügig über Hals und Dekolleté verteilen und darüber dünn eine Gesichtscreme aufgetragen.
▶ Zur Handpflege 2mal täglich und bei Bedarf auftragen.

After-Sun-Lotion

Nach dem Sonnenbad

Pflanzenemulsion	100 ml
Manuka	6 Tr.
Palmarosa	6 Tr.
Lavendel	6 Tr.

Bei Kindern bis zu 10 Jahren die Hälfte der ätherischen Öle.
▶ Nach einem sonnenreichen Tag auftragen. Hilft auch bei Sonnenbrand (Seite 81).

Narben

Zur schnelleren Rückbildung

Frische Narben, aber auch ältere Narben und Wulstnarben können günstig mit ätherischen Ölen beeinflußt werden.

Heilsalbe

Schüßlersalbe Nr. 1 (Calcium floratum D6)/Apotheke	50 g
Manuka oder Myrrhe	5 Tr.
Niaouli	5 Tr.
Rosengeranie	5 Tr.

▶ Mehrmals täglich sanft einmassieren.

Pflege der Kopfhaut

Shampoo

Regelmäßige Pflege für normales Haar

Mildes, pH-neutrales Shampoo	100 ml
mit Mischung 1:	
Manuka oder Myrrhe	2 Tr.
Lavendel	6 Tr.
Palmarosa	6 Tr.
Cajeput	6 Tr.
oder mit Mischung 2:	
Tea-Tree	2 Tr.
Lavendel	6 Tr.
Palmarosa	8 Tr.
Zitrone	4 Tr.

Bei Beschwerden

Juckende, entzündete Kopfhaut
● Durch Haarpflege mit »rabiaten« chemischen Shampoos und Haarwässern mit hohem Alkoholgehalt kann es insbesondere bei empfindlicher Kopfhaut zu Jucken und Entzündungen kommen.

Schuppen
● Schuppen sind heute ein weitverbreitetes Problem. Neben übermäßiger Talgproduktion und empfindlicher Kopfhaut begünstigen vor allem aggressive, chemische Pflegemittel die Schuppenbildung. Oft entstehen als Folge juckende Kopfhaut oder Pilzinfektionen.

▶ Zur Behandlung dosieren Sie die Mischung von Seite 86 höher: Geben Sie die doppelte Menge ätherischer Öle ins Neutralshampoo. Beim Waschen einige Minuten einwirken lassen, dann ausspülen.

Haarwasser
Tea-Tree-Hydrolat   50 ml
mit Mischung 1 oder 2 (Seite 86)
Die Mischung kräftigt die Kopfhaut und beugt Haarausfall vor:

Auch gegen Haarausfall
▶ Nach dem Haarewaschen 1- bis 2mal einige Tropfen in die Kopfhaut einmassieren.
▶ Statt scharfer Mittel mit hohem Tensidanteil (waschaktive Substanzen) milde Shampoos auf Pflanzenbasis verwenden.

Kopfläuse

Kopfläuse sind in den vergangenen Jahren trotz verbesserter Hygiene wieder zur Plage geworden. Besonders Kindergarten- und Schulkinder sind davon betroffen.
Die wirksamen Läusemittel aus der Apotheke haben teilweise erhebliche Nebenwirkungen, insbesondere wenn sie das Nervengift Lindan enthalten.
Mit ätherischen Ölen haben wir hochwirksame Helfer ohne Nebenwirkungen.

Wirksam ohne Nebenwirkungen

Shampoo
Mildes, pH-neutrales
Shampoo   100 ml
Tea-Tree   20 Tr.
Lavendel   20 Tr.
▶ Mit dieser Mischung die Haare waschen und das Shampoo ungefähr 15 bis 20 Minuten einwirken lassen.
▶ Das Haarewaschen muß 10 Tage lang wiederholt werden, um auch den Läusenachwuchs zu erwischen, denn die Entwicklung vom Ei zur Laus dauert solange.
▶ Kopfkissen, Nuckelkissen, Schmusetiere müssen unbedingt desinfiziert werden, denn Läuse können zwar nicht fliegen, sind aber schnell zu Fuß. Wie Sie richtig desinfizieren, erfahren Sie in Ihrer Apotheke.

Wichtig: die Nachbehandlung!

Zahn- und Mundpflege

Immer nach dem Zähneputzen

Mundwasser

Lavendel	25 Tr.
Niaouli oder Cajeput	20 Tr.
Manuka oder Myrrhe	20 Tr.
Zitrone	15 Tr.

▶ 1 Tropfen Grundmischung in 1/2 Glas Wasser geben und damit gründlich spülen.

Zahnschmerzen

Die beste Vorbeugung: Teebaum-Öle als Teil des täglichen »Pflegerituals«.

Natürlich muß bei Schmerzen der Zahnarzt aufgesucht werden. Für den Notfall:

Erste Hilfe

Manuka oder Cajeput	1 Tr.
Tea-Tree	2 Tr.

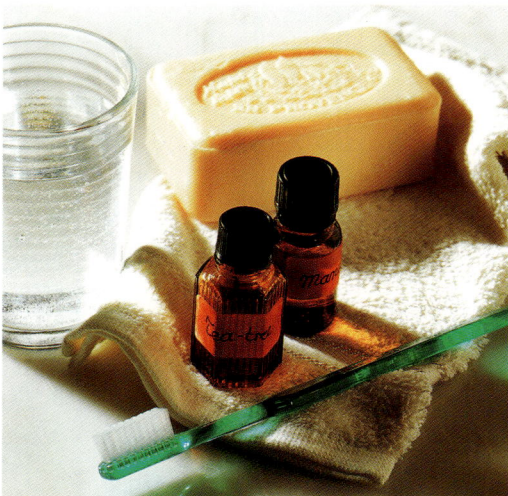

▶ pur auf den schmerzenden Zahn tupfen.

Parodontose

… ist eine entzündliche Erkrankung des Zahnbettes mit Zahnfleischschwund und Lockerung der Zähne bis hin zum Zahnausfall. Hauptursache ist von Bakterien gebildete Plaque. Erste Anzeichen sind Zahnfleischbluten, geschwollenes, gerötetes und entzündetes Zahnfleisch, oft von Mundgeruch begleitet.

Auch bei Zahnfleischbluten, Zahnfleischentzündung, Karies und Mundgeruch

Grundmischung

Manuka oder Myrrhe	20 Tr.
Tea-Tree	40 Tr.

▶ Nach zahnärztlicher Behandlung 2mal täglich über die Dauer von 4 Wochen 1 Tropfen dieser Mischung auf die Zahnbürste mit Zahnpasta geben und die Zähne damit putzen. Anschließend die Behandlung 1mal täglich fortsetzen.

Zahnfleischabszeß und Aphthen

Grundmischung

Manuka oder Myrrhe	5 Tr.
Tea-Tree	10 Tr.
Niaouli	10 Tr.

▶ Mit 1 bis 2 Tropfen der Mischung das Zahnfleisch öfters massieren, bis zur Abheilung.

Hilfe für die Seele

Beruhigung und Stärkung

Seelische Befindlichkeitsstörungen wie Nervosität, Unruhe, Apathie, Mutlosigkeit, Konzentrationsschwäche, psychische Erschöpfungszustände oder Schlafstörungen haben selten organische Ursachen, sondern werden meist durch übermäßigen Streß, Über-/Unterforderung oder Probleme im sozialen Umfeld (Familie, Arbeitsplatz, Arbeitslosigkeit) ausgelöst. Bestehen diese Probleme längere Zeit, so können sich daraus Ängste und depressive Verstimmungen entwickeln. Dies führt wiederum zu nervösen Herz-, Magen- und Darmbeschwerden oder Hauterkrankungen bis hin zu organischen und chronischen Erkrankungen.
Hier setzen die ätherischen Öle auf allen Ebenen hilfreich ein und können so die Lebensqualität steigern.
Wichtig: Wenn Ihre Beschwerden längere Zeit andauern, sollten Sie in jedem Fall die Hilfe eines Therapeuten aufsuchen!

Damit aus seelischem Unbehagen nicht mehr wird

Kraft für den Alltag

Stimulierend und klärend, wenn man sich ausgelaugt und mutlos fühlt:

Körperöl

Jojobaöl	50 ml
Manuka oder Myrrhe	10 Tr.
Kanuka oder Kiefer	5 Tr.
Cajeput	15 Tr.
Palmarosa	15 Tr.

▶ Brust und Füße regelmäßig mit dieser Mischung massieren.

Den Alltag gelassen meistern

Locker und gelassen

Damit Sie in stressigen Situationen entspannt bleiben:

Körperöl

Jojobaöl	10 ml
Manuka oder Myrrhe	2 Tr.
Ylang Ylang komplett	2 Tr.
Bergamotte	3 Tr.

▶ Sanft Bauch und Lendenwirbelbereich massieren.

Den Rücken stärken

Hilfe für Menschen, denen ein Schicksalsschlag oder Schock »den Rücken gebeugt« hat:

Körperöl

Johanniskrautöl	10 ml
Kanuka oder Kiefer	4 Tr.
Lavendel	6 Tr.

▶ Lendenregion und den Bereich neben der Wirbelsäule sanft massieren.

Wenn nichts mehr geht

Hilfe bei Schock und Panik, Unfall, Verlustängsten, plötzlichem Todesfall; bei dem Gefühl »Ich kann nicht mehr«, auch an »rabenschwarzen« Tagen oder etwa bei einem Computerabsturz … Diese Erste-Hilfe-Mischung ist extrem stark psychisch wirksam, durchaus vergleichbar mit der Wirkung der Bachblüten-Notfalltropfen.

Hilfe bei Schock und Panik

Erste-Hilfe-Mischung

Manuka oder Myrrhe	10 Tr.
Tea-Tree	20 Tr.

▶ 1 bis 2 Tropfen auf Zucker ungefähr 2 Minuten im Mund lassen, dann hinunterschlukken. 1- bis höchstens 3mal.
▶ Oder 2 bis 3 Tropfen in die Handinnenfläche geben und einmassieren.

Mangelnde Entscheidungskraft

Diese Mischung schützt das Nervensystem, gibt Kraft, mobilisiert die seelischen Abwehrkräfte, sorgt für Standhaftigkeit und gleicht Emotionen aus, wenn man sich hin- und hergerissen fühlt:

Körperöl

Jojobaöl	20 ml
Manuka oder Myrrhe	4 Tr.
Kanuka oder Kiefer	4 Tr.
Lavendel	8 Tr.
Zitrone	4 Tr.

▶ Die Füße morgens und abends sanft damit massieren.

Geringes Selbstvertrauen

Hilfe für Menschen, die etwas introvertiert sind, schnell den Mut verlieren und sich dann in ihr »Schneckenhaus« zurückziehen:

Für mehr Mut und Standfestigkeit

Körperöl

Bei normaler Haut:

Jojobaöl	50 ml
Manuka oder Myrrhe	3 Tr.
Kanuka oder Kiefer	3 Tr.
Palmarosa	10 Tr.
Zitrone	4 Tr.

Bei blasser, dicker Haut:

Jojobaöl	50 ml
Manuka oder Myrrhe	5 Tr.
Kanuka oder Kiefer	5 Tr.
Palmarosa	10 Tr.
Zitrone	5 Tr.

▶ Füße, Bauch und Lendenwirbelbereich regelmäßig sanft mit dem Körperöl massieren.

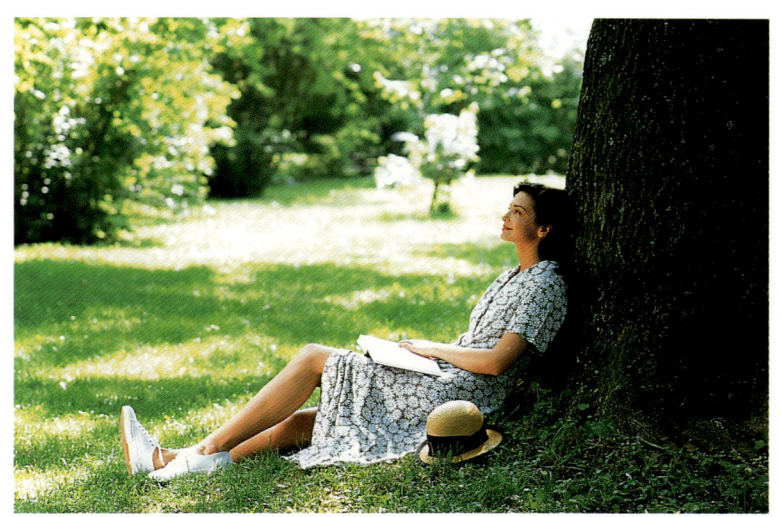

Entspannung finden, neue Energie für den Alltag tanken – mit ätherischen Ölen holen Sie sich die Heilkraft der Natur ins Haus.

Überempfindlichkeit

Für empfindsame Menschen, die bei Streß schnell mal explodieren:

Körperöl

Ruhe bewahren im Streß

Bei normaler Haut:

Jojobaöl	50 ml
Manuka oder Myrrhe	3 Tr.
Niaouli	3 Tr.
Lavendel	5 Tr.
Palmarosa	5 Tr.
Bergamotte	4 Tr.

Bei zarter, heller und empfindlicher Haut:

Jojobaöl	50 ml
Manuka oder Myrrhe	2 Tr.
Niaouli	2 Tr.
Lavendel	4 Tr.
Palmarosa	4 Tr.
Bergamotte	3 Tr.

▶ Füße, Bauch und Lendenwirbelbereich regelmäßig sanft mit dem Körperöl massieren.

Erregung, Wut

Erste Hilfe

Manuka	1 Tr.
Lavendel	2 Tr.

▶ Im »Notfall« pur auf die Mitte der Handinnenfläche einmassieren.

Ermüdungszustände

Chronischen Ermüdungszuständen sollte man auf den Grund gehen, da eine Erkrankung dahinterstecken kann. Aber bei Lustlosigkeit, Apathie und Mutlosigkeit können ätherische Öle sehr hilfreich sein.

Körperöl

Bei robuster Haut:

Jojobaöl	20 ml
Cajeput	4 Tr.
Niaouli (oder Kanuka oder Kiefer)	1 Tr.
Tea-Tree	1 Tr.
Zitrone	4 Tr.

Bei zarter Haut:

Jojobaöl	20 ml
Cajeput	4 Tr.
Niaouli	2 Tr.
Palmarosa	4 Tr.

▶ Füße, Bauch und Lendenwirbelbereich regelmäßig sanft mit dem Körperöl massieren.

Gegen lähmende Lust- losigkeit

Schlafstörungen bei Schwächezuständen

Für Menschen mit dickerer Haut, die eher ruhig sind und schnell frösteln; auch bei durch Krankheit bedingter Schwäche:

Wenn Sie vor lauter Müdigkeit nicht ein- schlafen können

Körperöl

Jojobaöl	10 ml
Cajeput	2 Tr.
Niaouli	2 Tr.
Lavendel	4 Tr.

▶ Den Lendenwirbelbereich sanft massieren.

Schlafstörungen bei Unruhe und Nervosität

Gut für Menschen mit zarter, dünner Haut; auch für die, die zu Magenschmerzen neigen:

Körperöl

Johanniskrautöl	20 ml
Manuka oder Myrrhe	3 Tr.
Lavendel	10 Tr.
Bergamotte	4 Tr.

▶ Lenden- und Bauchregion 2mal täglich mit der Mischung massieren – solange, bis Sie sich spürbar besser fühlen.

Wenn Sie nicht zur Ruhe kommen

Badezusatz

Manuka oder Myrrhe	1 Tr.
Lavendel	3 Tr.
Bergamotte	1 Tr.

▶ in etwas Sahne, Honig oder Öl verrührt auf ein Vollbad (Seite 60) geben.

Lern- und Denk- blockaden

Ausgezeichnet in Situationen, in denen man sich geistig blockiert fühlt (Seite 34):

Grundmischung

Bei robuster Haut, für den ruhigeren Typ:

Cajeput	3 Tr.
Lavendel	1 Tr.

Bei zarter, heller Haut und einem eher nervösen Typ:

Cajeput	2 Tr.
Lavendel	2 Tr.

Erste Hilfe in Schule und Beruf

▶ in 1 Teelöffel Jojobaöl geben und die Ohren, insbesondere die Ohrläppchen, massieren.
▶ Oder in die Duftlampe geben (Seite 61).

Zum Nachschlagen

Bücher, die weiterhelfen

Mehr über ätherische Öle

Drury, S., *Die Geheimnisse des Teebaums;* Windpferd Verlag, Aitrang 1991
Ohloff, G., *Irdische Düfte – himmlische Lust;* Birkhäuser Verlag, Basel 1992
Werner, M., *Ätherische Öle für Wohlbefinden, Schönheit und Gesundheit;* Gräfe und Unzer Vlg., München 1996
Werner, M., *Der große GU Ratgeber Ätherische Öle;* Gräfe und Unzer Verlag, München 1993
Werner, M., *Sanfte Massagen mit ätherischen Ölen;* Gräfe und Unzer Verlag, München 1995

Zeitschrift

F·O·R·U·M
Aktuelles zu Aromatherapie und Aromapflege, zweimal im Jahr, für Vereinsmitglieder kostenlos.
Zu beziehen über *Forum Essenzia* oder in Naturkost-/Naturkosmetikgeschäften und Apotheken.

Ernährungsumstellung

Kraske, E.-M., *Wie neugeboren durch Säure-Basen-Balance;* Gräfe und Unzer Verlag, München 1996

Fachliteratur

Brooker, G., Cambie, R.C., Cooper, R.C.: *New Zealand Medical Plants;* Heinemann Verlag, NZ 1987
Collin, P., *Niaouli – ein ätherisches Öl von hoher Wirksamkeit;* in: *Melaleuka,* Zeitschrift F·O·R·U·M 1/1995
Gildemeister, E./ Hoffmann ,F., *Die ätherischen Öle; Band VI;* Akademieverlag, Berlin 1961
Häringer, E., *Cineol im Visier;* in: *Melaleuka,* Zeitschrift F·O·R·U·M 1/1995

Kerr, M., *Mündliche Mitteilungen. Mikrobiologische Untersuchungen über Manuka und Kanuka;* Tairawhiti Pharmaceuticals, Te Araroa, NZ 1996
McDonald, Chr., *Medicine of the Maori;* William Collins Verlag, Auckland, NZ 1974
Olsen,C., *Australian Tea-Tree-Oil Guide;* Kali Press Fountain Hill, AZ, 1991
Tschiersch, K.-P., *Leptospermum scoparium;* in *Dissertationes Botanicae;* J.Cramer Verlag Berlin 1995
Wagner, H., *Pharmazeutische Biologie. Drogen und ihre Inhaltsstoffe;* Gustav Fischer Verlag; Stuttgart 1993
Wagner, H./Wiesenauer ,M., *Phytotherapie;* G. Fischer Verlag, Stuttgart 1995

Adressen, die weiterhelfen

Bezugsquellen

Bezugsquellen für hochwertige ätherische Öle und Trägeröle: Naturkost- und Naturkosmetikgeschäfte, Apotheken, Reformhäuser, Direktversender. Adressen von Teebaum-Öl-Lieferanten erfahren Sie auch über:

Information

Forum Essenzia e.V.
Gemeinnütziger Verein für Förderung, Schutz und Verbreitung der Aromatherapie und Aromapflege
Mäuselweg 29
D – 81375 München
Telefon/Fax 089/7145391
Auskunft zur Aromatherapie- und Aromapflegeausbildung; Adressen von Therapeuten/-innen und Kosmetikerinnen, die Aromatherapie anwenden. Herausgeber der Zeitschrift F·O·R·U·M.

Beschwerden- und Sachregister

Impressum

© 1996 Gräfe und Unzer Verlag
GmbH, München
Alle Rechte vorbehalten. Nach-
druck, auch auszugsweise, sowie
Verbreitung durch Film, Funk
und Fernsehen, durch fotomecha-
nische Wiedergabe, Tonträger
und Datenverarbeitungssysteme
jeder Art nur mit schriftlicher
Genehmigung des Verlages.

Redaktion: Gabriele Hopf
Lektorat: Felicitas Holdau
Fotos: Rainer Schmitz; Styling
Jeanette Heerwagen
Weitere Fotos:
IDUNN Naturkosmetik, S. 20/21
Agentur Anne Hamann, S. 27
Hans-Georg Levin, S. 33
Hans Reinhard, S. 37, 40
Botan. Institut München, S. 44
Andreas Riedmiller, S. 50, 52
Layout und Umschlaggestaltung:
Heinz Kraxenberger
Herstellung: Ina Hochbach
Satz: DTP
Lithos: Artilitho Trento
Druck und Bindung: Appl,
Wemding

ISBN 3-7742-3191-5

| Auflage | 5. | 4. | 3. |
| Jahr | 00 | 99 | 98 | 97 |

Wir danken dem Botanischen
Garten und Botanischen Institut,
München, und der Firma IDUNN
Naturkosmetik, Göppingen, für
die freundliche Unterstützung.